Ich fühle mich **JUNG, SCHLANK & FIT!**

Schlankdenken mit Mentaltraining.

Claudia Hernandez

Ich fühle mich JUNG, SCHLANK & FIT!

Schlankdenken mit Mentaltraining.

STARTE JETZT!

Impressum

ISBN: 978-9-403-616971

Korrektorat: Kerstin Kristahl

Illustrationen: Claudia Hernandez

Covergestaltung: Claudia Hernandez

Bildausschnitte: www.pixabay.com

Webseite: www.wohldenken.at

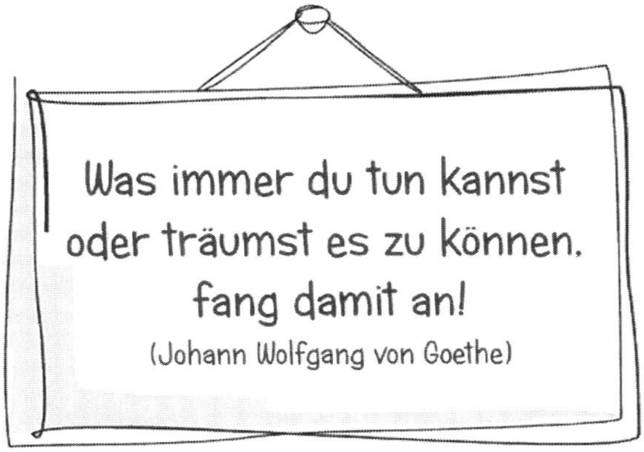

INHALTSVERZEICHNIS

WER BIN ICH?

Vielleicht zuerst ein wenig über mich, damit du verstehst, wieso ich dieses Buch geschrieben habe:

Ich bin Claudia. 65 Jahre alt.

Mein Leben in Stichworten: Modeschule, Meisterprüfung, Heirat, Kinder, Aufbau eines Restaurants, Konzessionsprüfung, Scheidung, Einzelhandel und schließlich Großhandel. Ein Auf und Ab.

Auf und Ab bewegte sich auch mein Gewicht. Mein Großvater war Zuckerbäcker und meine Mutter war Zuckerbäckerin. Sie hatten eine florierende Konditorei und ich war täglich umgeben von Torten und Kuchen. Es war für mich selbstverständlich, ständig Süßigkeiten griffbereit zu haben und auch täglich etwas Süßes zu essen. Sonderbarerweise waren meine Mutter und mein Großvater immer schlank. Ich nicht. Ich war nicht dick, aber auch nicht dünn, was in der Zeit der superschlanken Models schon sehr fatal war. So habe ich immer wieder Diäten ausprobiert. Es war ein immerwährendes Auf und Ab.

Vor drei Jahren habe ich meinen Großhandel verkauft und eine Ausbildung zur Mentaltrainerin absolviert. Ich habe bemerkt, wie sehr wir in unseren Gedanken und Gewohnheiten gefangen sind. Dank des Wissens aus dem Mentaltraining verstand ich plötzlich Zusammenhänge. Mein Augenmerk gilt jetzt mittels Mentaltraining unliebsame Gewohnheiten in erwünschte Gewohnheiten umzuwandeln. Dabei werden Ziele neu gedacht, formuliert und erfolgreich umgesetzt. So gelangen wir zu einem erfüllten Leben!

P.S.: Ja – ich habe vor drei Jahren sechs Kilo abgenommen und halte seitdem mein Wunschgewicht.

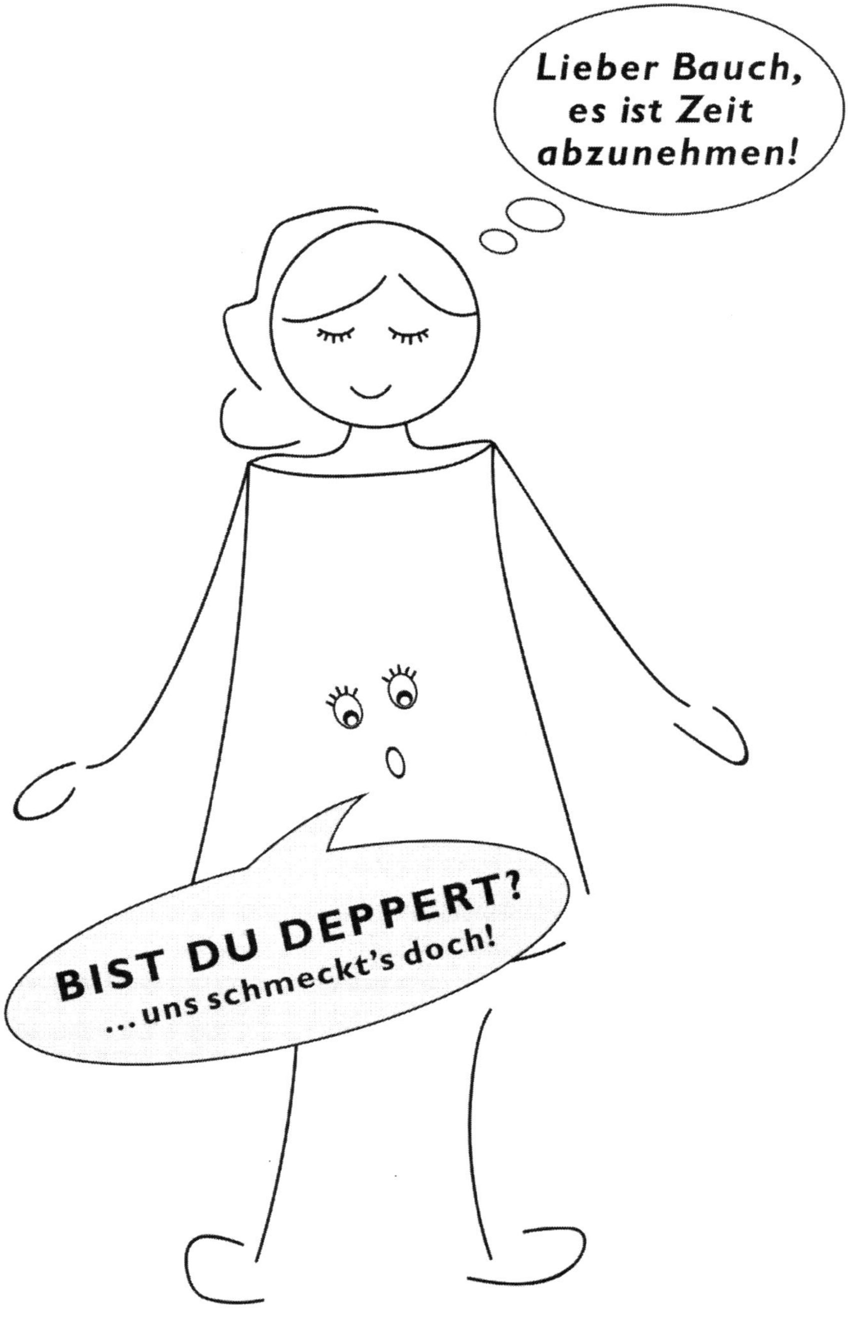
Lieber Bauch, es ist Zeit abzunehmen!
BIST DU DEPPERT?
... uns schmeckt's doch!

EINLEITUNG

Liebe Leserin, lieber Leser,

hallo! Schön, dass du da bist und danke, dass du dieses Buch zur Hand genommen hast!

Ist es dir auch schon so ergangen: Die Hose zwickt oder du stehst vor dem Spiegel und denkst oder sagst laut: „Lieber Bauch, mein lieber Körper, es ist Zeit abzunehmen!“ Und dann hörst du eine Stimme, die ruft oder schreit: „Bist du deppert? Uns schmeckt’s doch!“

Vielleicht bist du besonders willensstark und erreichst mithilfe von Diäten und Bewegung dein Wunschgewicht, aber spätestens wenn du frohlockend dein neues Körpergefühl feierst, hörst du die Stimme: „Bist du deppert? Uns schmeckt’s doch!“. Tatsächlich: Es schmeckt ja, und schon klettert der Zeiger deiner Waage wieder in die Höhe.

Das Wort „deppert“ wird vor allem in Österreich gebraucht und bedeutet „verrückt“. Das Verb dazu ist „verrücken“ – so betrachtet, bezeichnet „verrückt“ das Abrücken von Gewohnheiten.

Darum geht es in diesem Buch: Wieso sind uns Gewohnheiten so wichtig? Wieso fällt es uns so schwer, Gewohnheiten aufzugeben? Wie gelingt es uns, Gewohnheiten zu ändern und dauerhaft zu verankern? Wie schaffen wir es, abzunehmen, unser Wunschgewicht zu erreichen und dieses konstant zu halten?

In diesem Buch geht es NICHT darum, uns in Diäten zu üben und sportliche Höchstleistungen zu erzielen, um unser Wunschgewicht zu erreichen. Es geht vielmehr darum, unsere Gedanken zu hinterfragen und somit unsere Gewohnheiten zu durchbrechen.

Es soll uns ja schmecken! Es sollen uns die richtigen Lebensmittel in der angemessenen Menge zur passenden Zeit schmecken.

Als diplomierte Mentaltrainerin habe ich gelernt, Zusammenhänge zu verstehen. Ich habe bei mir selbst und in Kursen zum Thema „Jung, schlank und fit!“, die ich abgehalten habe, Erfahrungen gesammelt und diese in diesem Buch zusammengefasst.

Dieses Buch kann dein Leben positiv verändern. Es ist dein Weg zum Wunschgewicht. Schritt-für-Schritt erfährst du, wieso du so tickst, wieso Willenskraft alleine oft nicht ausreicht, was du beachten sollst, wie du Ziele formulierst und diese durch regelmäßige Übung erreichst. So änderst du deine Gedanken und verlierst ganz nebenbei deine unerwünschten Pfunde. Lass dich überraschen, wie leicht und einfach abnehmen ist und wie wohl du dich dabei fühlen wirst.

Zusätzlich spürst du deine neue Energie und kannst mit Recht behaupten: „Ich fühle mich JUNG, SCHLANK und FIT!“

Bedenke, dass du vermutlich schon lange mit deinem Körper unzufrieden bist. Dein Wunschgewicht zu erreichen und dauerhaft zu halten bedarf seine Zeit. Setz dich nicht unter Druck und genieße die Zeit in der du deine Fortschritte beobachtest und dich daran erfreust. Der Erfolg kommt bestimmt – und dies dauerhaft!

Dieses Buch ersetzt keine ärztliche oder psychologische Betreuung. Solltest du Bedenken haben oder möchtest mehr als fünf bis sieben Prozent deines Körpergewichts reduzieren, besprich es bitte im Vorhinein mit deiner ärztlichen Betreuung.

Ich wünsche dir viel Freude beim Lesen und Üben!

WIE VERWENDEST DU DIESES BUCH?

Die Neugier ist groß? Am liebsten würdest du schon alles wissen? Wenn du voller Neugier bist, kannst du natürlich zuerst das ganze Buch durchblättern oder auch lesen. Dann solltest du aber wieder zurückgehen und das Buch tatsächlich als Übungs- und Motivationsbuch „häppchenweise" konsumieren. Der Grund dafür ist, dass du mit Übung alte Gewohnheiten überdenkst und dir neue einprägst. Das braucht Zeit, aber dafür ist es nachhaltig und dauerhaft.

Denk dir beim Lesen dieses Buches, du erhältst jede Woche einen Brief mit dem Inhalt eines Kapitels. Jede Woche beschäftigst du dich eine Stunde mit dem Hauptteil. Die folgenden Tage nach dem Lesen machst du dir deine Gedanken, Notizen und Übungen. So verlierst du nie den „roten Faden" und hast genug Zeit, das Erlernte zu vertiefen. Verwende dieses Buch als Arbeitsbuch und scheue dich nicht, vieles zu notieren, ähnlich wie in einem Tagebuch.

Wichtig ist, sich dem Thema entspannt zu nähern. Entspannung ist der Schlüssel zum Erfolg. Jedes Kapitel gibt dir Tipps zur Entspannung, die du am besten täglich übst. Du wirst bemerken, wie du dadurch gelassener, zuversichtlicher und ausgeglichener wirst.

Am Ende jedes Kapitels findest du eine Fantasiereise. Fantasiereisen bezeichnet man auch als gelenkte Tagträume. Wie der Name vermittelt, handelt es sich dabei um eine Reise in die eigene Fantasie.

Die Einleitung dient zur Entspannung. Durch den Entspannungszustand bekommst du Zugang zu deinem Inneren. Der Text im Hauptteil ist so aufgebaut, dass möglichst alle deine fünf Sinne angesprochen werden. Die Fantasiereise endet mit einer langsamen Rückkehr in die Realität. Das ist etwa wie aufwachen, obwohl du immer im Wachzustand warst. Am besten sprichst du dir die Fantasiereisen auf dein Handy und kannst sie dir dann immer anhören. Die Anleitung dazu findest du im ersten Kapitel.

Du hast dieses Buch erworben, weil du glaubst, dass du mithilfe dieser Anleitung dein Wunschgewicht erreichst. Das ist gut so! Zu glauben und sich zu sagen „Ich schaffe das!", hilft dir, dein Ziel zu erreichen. Du wirst erstaunt sein, wie leicht die Pfunde purzeln.

Genug der Einleitung, ich freue mich auch schon, dir die Grundlagen und Zusammenhänge des Mentaltrainings zu erklären und dich zu motivieren, deinen neuen Weg zu gehen!

ZUR ERKLÄRUNG

Dieses Icon weist dich darauf hin, dass ich Wissen aus dem Mentaltraining mit dir teile.
(Icon made by Good Ware from www.flaticon.com)

In diesem Abschnitt findest du Übungen aus dem Mentaltraining.
(Icon made by Freepik from www.flaticon.com)

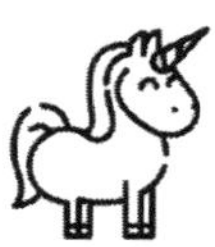

Entspannung und Fantasiereisen warten auf dich bei diesem Icon.
(Icon made by Freepik from www.flaticon.com)

KAPITEL 1

1. Tag

MENTALTRAINING I UNTERBEWUSSTSEIN I ENTSPANNUNG

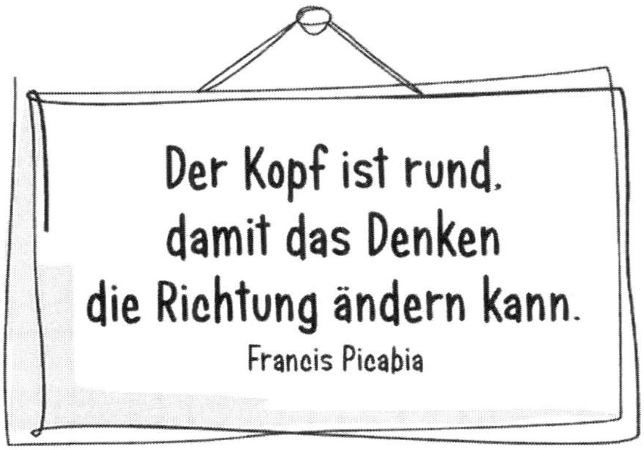
Der Kopf ist rund,
damit das Denken
die Richtung ändern kann.
Francis Picabia

In diesem Kapitel erkläre ich die Vorteile des Mentaltrainings und weshalb wir die Aufgaben unseres Unterbewusstseins kennen sollen. Ich zeige, wie du dich richtig entspannst, und du erfährst, wie du deine Fantasiereise gestaltest.

MENTALTRAINING

Schon in den alten Kulturen wurden Überlegungen angestellt, wie man mit Kraft der Gedanken Veränderungen herbeiführen kann. Buddha meinte vor 2500 Jahren: *„Was du denkst, bist du!"*. Mitte des 19. Jahrhunderts entdeckte Emile Coué, ein französischer Apotheker, die Autosuggestion. Im 20. Jahrhundert erzielten Experten und Expertinnen der Psychologie, Physik und Hirnforschung neue Erkenntnisse, die auch für das Mentaltraining von Nutzen sind.

Im Mentaltraining geht man von der Annahme aus, dass die Qualität der Gedanken entscheidend für Erfolg oder Misserfolg ist.

Die Definition zu „MENTAL" ist: das Denken betreffend, aus dem Denken hervorgegangen.

„TRAINING" bedeutet einerseits – aus dem Englischen übersetzt – Übung, andererseits steht es allgemein für alle Prozesse, die eine verändernde Entwicklung hervorrufen.

Mentaltraining wurde ursprünglich zur Optimierung sportlicher Bewegungsabläufe eingesetzt, mittlerweile wird es aber in vielen Bereichen, insbesondere auch in der Persönlichkeitsentwicklung angewendet. Die Grundidee ist, das Leben bewusst und positiv zu gestalten, mittels Techniken, die jeder anwenden kann. Wir finden Klarheit mit uns selbst und treffen so bessere Entscheidungen in unserem Leben. Beruflich und privat.

Wir werden selbstbewusster, erkennen unsere Stärken, und arbeiten an unseren Schwächen.

Dies hilft uns, Belastendes aus der Vergangenheit zu verarbeiten und zu neutralisieren, Gegenwärtiges besser zu erleben und Künftiges positiv zu gestalten. Neue Gedankenanstöße verhelfen uns zu mehr Wohlbefinden.

Vielleicht hast du im Fernsehen schon einmal gesehen, wie Skifahrer und Skifahrerinnen vor dem Rennen neben der Piste stehen und in Gedanken die Rennstrecke abfahren. Dabei bewegen sie die Hand, als ob sie die Schwünge gerade tatsächlich erleben. Sie trainieren ihr Rennen in Gedanken.

Du kannst es auch selbst ausprobieren.

Dafür bitte ich dich folgende Übung zu machen:

Stell dich locker hin und spüre, wie du dich entspannst.

Dann hebst du deine Arme bis zur Schulterhöhe zur Seite und drehst deinen ganzen Oberkörper soweit wie möglich von rechts nach hinten. Dehne dich dabei, soweit es geht. Bemühe dich!

Dann merkst du dir den Punkt im Zimmer, auf den die Finger deiner rechten Hand zeigen. Nun kommst du in deine Ausgangsposition zurück.

Du lässt deine Arme locker hängen, schließt deine Augen und gehst in Gedanken diese Körperdehnung noch drei Mal durch. Du stellst dir vor, wie du die Arme hebst, wie du dich nach hinten drehst und immer geschmeidiger wirst. Drehst dich zurück und beginnst nochmals in Gedanken diese Übung.

Nachdem du den Bewegungsablauf dreimal geistig durchlebt hast, öffnest du deine Augen und machst die Übung nun nochmals in der Realität. Arme heben und drehen. Erinnere dich an den Punkt im Zimmer, der den Endpunkt deiner ersten Drehung darstellte und schau jetzt, wo deine Finger stehen?

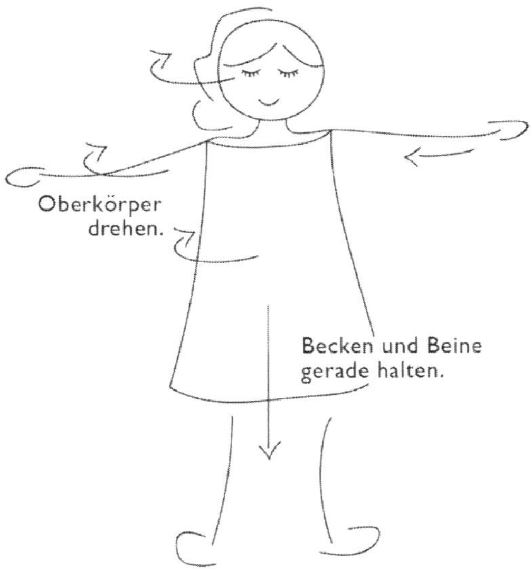

Hast du es geschafft, dich weiter nach hinten zu drehen? Hast du mittels deiner Gedanken deine Körperdehnung erhöht? Bist du überrascht?

Dasselbe schaffst du bei der Reduzierung deines Gewichtes, dank der richtigen Gedanken. Das Mentaltraining hilft dir dabei!

UNTERBEWUSSTSEIN

Um Mentaltraining zu verstehen, ist es wichtig zu wissen, wie unser Unterbewusstsein unsere Gefühle und Gedanken beeinflusst. So erkennen wir besser Zusammenhänge, die notwendig sind, um ein positives Ergebnis zu erzielen.

- **Unser Unterbewusstsein steuert über 90 Prozent der Dinge, die wir täglich tun.** Lebensnotwendige Körperaktivitäten wie Atmen und Herzschlag, aber auch Dinge des täglichen Lebens, die wir nicht mehr hinterfragen und quasi im Autopilotsystem verrichten. Zum Beispiel Kaffee kochen, Schnürsenkel binden oder Zähne putzen.

• **Unser Unterbewusstsein lenkt auch den Großteil unserer Gefühle und der damit verbundenen Entscheidungen.** Es steuert die Grenzen, die wir uns setzen, und die Verallgemeinerungen, die wir ständig treffen. Die Details dazu folgen später.

• **Unser Unterbewusstsein ist zugleich eine Art Filter.** Die Wissenschaft hat entdeckt, dass wir Menschen pro Sekunde 11 Millionen Sinneseindrücke verarbeiten. Davon nehmen wir gerade einmal 40 bewusst wahr. Mehr würde uns überfordern. Unser Unterbewusstsein dient uns als Filter und hilft uns dabei, die Eindrücke, die wir als wichtig ansehen, wahrzunehmen.

Ist es dir auch schon passiert? Du erlebst gemeinsam mit anderen eine Situation und im Nachhinein beschreibt jeder Teilnehmer diese Situation ein wenig anders. Das passiert, weil jeder Mensch seine Sinneseindrücke anders filtert.

Unsere Sinneseindrücke speichern wir als Erfahrungen ab. Beim Wunsch nach Veränderung ist es deshalb so wichtig, die eigenen Erfahrungen zu überdenken.

• **Unser Unterbewusstsein unterscheidet auch nicht, ob es positive oder negative Gedanken von uns empfängt,** und glaubt davon alles.

• **Unser Unterbewusstsein kennt das Wort „nicht" nicht.** Es kann keine Verneinungen verstehen, weil immer Bilder statt Worte abspeichert werden.

Am besten stellst du dir das so vor: Ich bitte dich nun, NICHT an eine Torte zu denken.

Schaffst du es, NICHT an eine Torte zu denken? Oder ist es vielmehr so, dass du eine Torte vor deinem inneren Auge siehst. Es ist also gleichgültig, ob ich dich bitte an eine Torte zu denken oder NICHT an eine Torte zu denken. Es passiert dasselbe. Du siehst in Gedanken eine Torte, obwohl du NICHT daran denken wolltest.

Findest du es überraschend?

Hier noch ein Beispiel: Wenn du denkst: „Ich esse KEINE Schokolade!" versteht dein Unterbewusstsein: „Ich esse EINE Schokolade!" Ziemlich fatal? Deshalb ist es so wichtig, die richtigen Worte in Gedanken zu gebrauchen und zu üben. Mehr dazu findest du später in diesem Buch.

Hast du bemerkt, wie mächtig unser Unterbewusstsein ist? Findest du es auch erstaunlich und bewundernswert, was es leistet?

Wichtig zu verstehen ist, dass unser Unterbewusstsein immer das Beste für uns will und uns in vielen Lebenslagen tatsächlich hilft. In manchen Bereichen ist es jedoch gut und notwendig, seinem Unterbewusstsein neue Informationen zur Verfügung zu stellen.

Dafür haben wir Menschen unsere Vernunft. Sie lässt uns kommunizieren und berät idealerweise unser Unterbewusstsein. So leben wir in Einklang. Allerdings passiert es oft, dass unser Unterbewusstsein aufgrund unserer Erfahrungen andere Wege für unser Wohlbefinden umsetzen will als unsere Vernunft. Dadurch entsteht eine innere Disbalance und es ist nicht möglich, dauerhaft sein Ziel umzusetzen.

Erkennst du jetzt die Schwierigkeit, bleibend etwas zu erreichen, das sich deine Vernunft wünscht, aber dein Unterbewusstsein nicht versteht? Erkennst du die Disbalance zwischen deinem Kopfgefühl und deinem Bauchgefühl, die du vielleicht manchmal spürst? Dieses Buch hilft dir dabei, Einklang zu schaffen.

EIN BISSCHEN PRAXIS

Stell dir folgende Fragen. Beantworte sie ausführlich schriftlich mit jeweils mindestens 50 Wörtern. So lernst du dich besser kennen und kannst auch in einigen Wochen überprüfen, ob sich an deiner Einstellung etwas geändert hat.

Was möchte ich mithilfe dieses Buches erreichen?

Wie werde ich mich dann fühlen?

ENTSPANNUNG

Wie eingangs beschrieben, ist Entspannung der Schlüssel für jeden Erfolg. Vielleicht hast du schon gelernt, dich zu entspannen? Vielleicht meditierst du sogar? In diesem Fall soll diese Anleitung eine Auffrischung sein. Wenn du Entspannung noch nicht erlernt hast, dann übe täglich zumindest einige Minuten.

Im Alltag sind wir ständig in Anspannung. Wenn du dich zwischendurch richtig entspannst, fühlst du dich viel wohler und erfrischter. Studien aus der Sportwissenschaft belegen, dass kurzfristige Erholung zwischen dem Training die Leistung steigert. Dieses Wissen kannst du auch im Alltag anwenden. Entspannung lernst du durch Üben. Dabei wird dich dieses Buch unterstützen.

Zur Entspannung gehört, dass du dich wohlig warm fühlst. Das angenehm warme Gefühl macht, dass sich deine Gefäße erweitern. Entspannen bedeutet auch, sich innerlich fallen zu lassen. Damit entspannst du deine Muskulatur. Du fühlst die Schwere, weil du nichts mehr anspannst.

Entspannung üben kannst du jederzeit und fast überall. Im Sitzen, im Stehen oder im Liegen. Fühle die Wärme und erlaube dir, innerlich loszulassen. Mit jedem Ausatmen ein bisschen mehr. Am Abend zum Einschlafen wirst du die angenehme Wirkung bald spüren und vielleicht auch besser schlafen.

Fantasiereisen beginnen immer mit Entspannung. Dies verhilft dir, deine imaginären Bilder besser wahrzunehmen und zu verinnerlichen.

DEINE 1. FANTASIEREISE

Die Anleitung:

Für die Fantasiereise ist es ratsam zu liegen. Möchtest du lieber im Sitzen üben, solltest du einen bequemen Stuhl oder die Couch wählen und die Füße hochlagern. Wichtig ist, eine entspannte Haltung einzunehmen. Die Arme liegen seitlich am Körper, die Füße locker ausgestreckt, die Zehen fallen leicht zur Seite. Reduziere eventuelle Nebengeräusche so weit wie möglich. Manchen hilft leise Hintergrundmusik um tiefer zu entspannen.

Während der Fantasiereise bist du wach und mit deinen inneren Bildern beschäftigt. Manchmal hast du das Gefühl, eingeschlafen zu sein, bist aber sofort nach dem Ende der Reise wieder im Hier und Jetzt. Natürlich kann es passieren, dass du tatsächlich einschläfst, besonders, wenn es Abend ist. In diesem Fall hast du hoffentlich gut geschlafen und beginnst am nächsten Tag erneut mit der Reise.

Anfangs wirst du vielleicht immer wieder mit deinen Gedanken abschweifen. Streng dich nicht an, dies aufzuhalten, sondern stell dir vor, diese Gedanken ziehen an dir vorbei und du bist wieder ganz bei deiner Fantasiereise.

Manche können sich schnell in ihre Fantasie hineinversetzen, andere brauchen länger. Lass dir Zeit, der Erfolg kommt bestimmt!

Willst du nach deiner Fantasiereise deinen Tag weiter gestalten, ist es sinnvoll, sich zusätzlich am Ende der jeweiligen Reise „zurückzunehmen". Das „Zurücknehmen" verdoppelt das Wachwerden. Es bedeutet, dass du am Ende jeder Fantasiereise deine Hände zur Faust ballst und dann deine Arme kraftvoll beugst und streckst. Beim dritten Mal öffnest du die Augen und atmest laut und stark durch den Mund aus. Das kann von einem Zischen oder Schnauben begleitet werden.

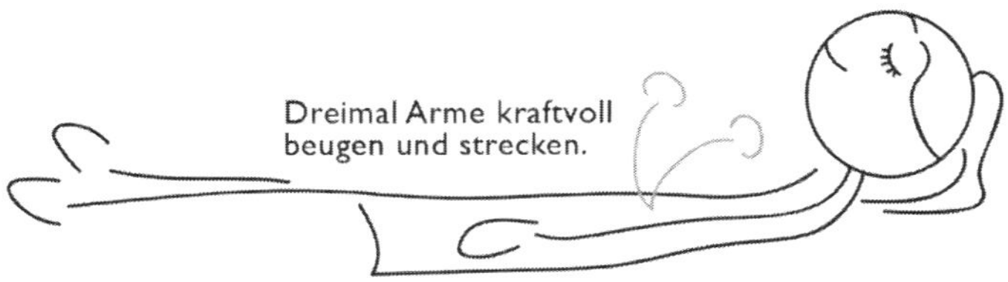

Am besten sprichst du deine Fantasiereise auf dein Handy. Die Diktierfunktion besitzt mittlerweile fast jedes Mobilgerät. Beim Text der Fantasiereise siehst du immer wieder Punkte. Jeder Punkt bedeutet eine Pause. Findest du drei Punkte, zählst du in Gedanken langsam bis drei, bevor du die nächsten Worte laut sprichst. Findest du zweimal, dreimal oder viermal drei Punkte, dann zählst du in Gedanken zweimal, dreimal oder viermal bis drei. Probiere es! Es gelingt dir sicher!

Manchmal sind die Pausen länger, manchmal kürzer, je nachdem wie lange du zum Verarbeiten des Textes brauchst.

Versuche, die Fantasiereise mit all deinen fünf Sinnen zu erleben. Immer wieder wirst du aufgefordert zu riechen, schmecken, hören oder fühlen. Lass die Bilder vor deinem inneren Auge vorbeiziehen. So versteht dich dein Unterbewusstsein und kann alles aufnehmen.

Mach es dir bequem und freue dich auf deine erste Fantasiereise!

FANTASIEREISE

Dauer circa 6 Minuten.

Mach es dir bequem und schließe deine Augen …

lege deine Arme locker ab …

deine Beine und Füße sind entspannt …

du spürst, wie dein Körper den Boden berührt …

du lässt ganz locker …

wie wohlig warm sich das anfühlt … …

du atmest ruhig und gleichmäßig …

tief ein- und ausatmen … …

du gehst immer tiefer in die Entspannung …

mit jedem Atemzug mehr und mehr … …

alles ist ganz friedlich und ruhig … …

nun wendest du dich deiner inneren Welt zu und hörst diese Stimme …

erinnere dich, wie du das erste Mal das Buch zur Hand genommen hast …

was du über das Mentaltraining gelesen hast …

hast du die Drehübung gemacht? …

hast du bemerkt, wie du mit Kraft deiner Gedanken deinen Körper gedehnt hast? …

was hast du dir dabei gedacht? … … …

was erwartest du von dem Buch? … … …

vielleicht ist dein Ziel, dich in deinem Körper wohler zu fühlen … …

vielleicht willst du abnehmen … …

dein Weg hat dich zu diesem Buch geführt …

dein Weg, dich neu zu entdecken … …

erinnere dich, was du über das Unterbewusstsein gelesen hast … …

das Unterbewusstsein, das manchmal anders denkt, als die Vernunft … …

was denkt dein Unterbewusstsein? … …

und was denkt deine Vernunft? … …

was macht dein Unterbewusstsein, ohne deinen Verstand zu fragen … …

oder ohne auf deinen Verstand zu hören? … …

was sagt deine Vernunft? … …

wo möchtest du etwas ändern? … …

ändern, um deinen Wunsch, dich wohler zu fühlen, umzusetzen … …

stell dir vor, du hast es geschafft …

du bist rundum glücklich mit deinem neuen Körpergefühl …

wie fühlt es sich an? … … …

vielleicht hast du ein paar Kilos weniger … …

vielleicht ist dein Körper straffer … …

spüre es ganz intensiv … … …

spüre die Leichtigkeit in deinem Körper … …

nimm wahr, wie sich das anfühlt … … …

alle Gliedmaßen sind ganz leicht … … …

so angenehm … … …

die Freude … …

das Wohlbefinden … …

spüre deinen schlanken, straffen Körper … … …

und lass dich von diesem Gefühl hierher zurückbringen …

ganz sanft nimmst du diesen angenehmen Moment mit … …

fühle die Entspannung und die wohlige Wärme … …

und beginne langsam, dich zu bewegen …

du öffnest und schließt deine Hände …

bewegst deine Füße …

reckst und streckst deine Arme und Beine … …

atme tief durch … …

und komm mit einem tiefen Atemzug hierher zurück …

öffne deine Augen ...

du bist hellwach und erfrischt ...

Deine neue Woche beginnt. Sechs Tage, die dir helfen, das Gelesene zu verarbeiten, Neues zu üben und zu verinnerlichen, bevor du mit dem nächsten Kapitel startest. Mach dir Notizen. Schreiben hilft, Erlerntes zu verinnerlichen. Fett gedrucktes übe bitte täglich und vermerke dies, um einen Überblick zu haben.

WAS DU TÄGLICH FÜR DICH TUN KANNST:

- **Nimm dir täglich Zeit für dich!**
- **Schreibe jeden Tag** über deine Gefühle, Erfahrungen und Erfolge! So verbindest du dich immer stärker mit der positiven Energie, die dich anspornt und ins Tun bringt!
- **Denkst du an deine täglichen Entspannungsübungen?** Kurz innehalten, innerlich loslassen, fallen lassen und beim Ausatmen die Schwere fühlen, die dir die Entspannung bringt.
- **Höre deine Fantasiereise täglich,** so lernt dein Unterbewusstsein Neues.

KAPITEL 2

8. Tag

BEWERTUNGEN I POSITIV DENKEN I RICHTIG ATMEN

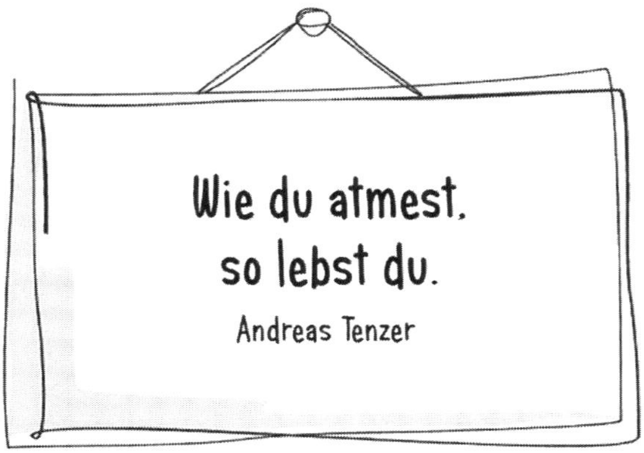

Hallo!

Wie fühlst du dich? Eine Woche beschäftigst du dich nun schon mit diesem Buch! Bravo! Mach weiter so – und denke daran: du gestaltest dein Leben nach deinen Vorstellungen. So werden deine Träume wahr!

In diesem Kapitel erkläre ich, wie unser Unterbewusstsein unsere Gedanken mitprägt und wieso uns das manchmal hindert, Dinge umzusetzen. Ich zeige auf, warum dich positives Denken fördert und du lernst, richtig zu atmen, um in die Entspannung zu kommen.

BEWERTUNGEN

Im vorigen Kapitel hast du gelesen, dass unser Unterbewusstsein unsere Wahrnehmungen filtert. Unser Unterbewusstsein macht dies aufgrund unserer bisherigen Erfahrungen. Erfahrungen, die wir als Kind oder Erwachsener gemacht haben, aber auch Erfahrungen, die uns unsere Eltern, Lehrer oder andere Personen, die wir sehr geschätzt haben, mitgegeben haben. Alle unsere bewussten Wahrnehmungen werden auch sofort von uns bewertet.

Wir bewerten uns selbst sowie andere Personen, Ereignisse und Verhaltensweisen. Andere Menschen erleben vielleicht dasselbe wie du, aber aufgrund ihrer Erfahrungen bewerten sie die Situation ganz anders.

Vielleicht warst du als Kind pummelig, Kommentare deiner Freunde oder Familie haben sich in deinem Unterbewusstsein als Erfahrung abgespeichert. Oder das Gegenteil, du warst besonders dünn und hast immer gehört: „Iss mehr!". Dein Unterbewusstsein hat sich auch das gemerkt. Alles kann dein heutiges Körpergefühl beeinflussen. Nur du kennst deine Erfahrungen und kannst sie jetzt mit dem Wissen über das Unterbewusstsein entschlüsseln.

Unsere Bewertungen zu kennen, macht uns frei!

Unsere eigenen Bewertungen, die uns ein negatives Bild zu unserem Körper vermitteln und uns dadurch hemmen, so zu sein, wie wir wollen, können wir so neu verstehen und idealerweise positiv verändern.

Um eine Situation neutral zu betrachten, ist eine gute Methode einen Schritt zurückzutreten und uns bewusst selbst zu beobachten. Diese Art der Sichtweise bezeichnet man als dissoziierte Sichtweise. Man beobachtet sich selbst von außen, wie man etwas ausführt, welche Gedanken und Gefühle damit verbunden sind, und fragt sich: „Warum denke ich so? Wieso habe ich dieses Thema so bewertet?" Dies verhilft Gedanken und Gefühle neu zu überdenken.

ÜBUNG

Diese ÜBUNG hilft dir über deine Erfahrungen und Bewertungen nachzudenken.

Als Frau stelle dir bitte spontan eine schlanke Frau, als Mann einen schlanken Mann vor. Welche schlanke Frau, welchen schlanken Mann, siehst du vor deinem inneren Auge als erstes?

Wenn dir nichts dazu einfällt, verwende bitte eine der beiden Silhouetten. Besser für diese Übung wäre es allerdings, wenn du deine imaginäre schlanke Frau, deinen imaginären schlanken Mann, selbst aus deinem Bauchgefühl heraus erschaffst.

Was denkst du über deine fiktive schlanke Frau, über deinen fiktiven schlanken Mann? Welche Eigenschaften beschreibt deiner Meinung nach diese Frau, diesen Mann, am besten?

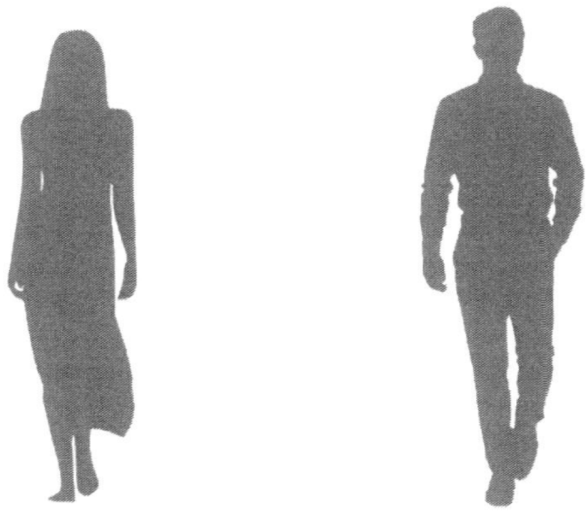

Finde zumindest acht Eigenschaften, die am besten zu deiner imaginären Person passen:

Eigenschaft 1:

Eigenschaft 2:

Eigenschaft 3:

Eigenschaft 4:

Eigenschaft 5:

Eigenschaft 6:

Eigenschaft 7:

Eigenschaft 8:

Alles ausgefüllt? Super!

Nun mach dir Gedanken zu deinen Bewertungen und schreibe bitte zu jeder Frage deine Antworten auf:

Wie finde ich die Eigenschaften, die ich meiner imaginären Person zugeordnet habe? Eher positiv oder eher negativ?

Möchte ich diese Eigenschaften auch besitzen?

Könnte es sein, dass diese Person vielleicht ganz anders ist, als ich sie bewertet habe?

Warum habe ich dieser schlanken Person gerade diese Eigenschaften zugeordnet? Welche Erfahrungen habe ich gemacht, um zu glauben, dass diese Person diese Eigenschaften besitzt?

Was lerne ich aus meinen Antworten? Finde ich Erfahrungen wieder, die sich in meinem Unterbewusstsein abgespeichert haben und die, neutral betrachtet, als negativ einzustufen sind?

POSITIV DENKEN

Warum ist für manche das Glas halb voll und für andere halb leer? Das hat mit unseren Gedanken zu tun. Der eine denkt eher positiv, der andere sieht vieles negativ.

Ein wichtiger Aspekt, um Neues zu erreichen, ist, die Welt positiv zu betrachten. Positive Gedanken zu allen Lebenslagen bringen mehr positive Energie und diese hilft letztendlich, unsere Ziele, die für unser Wohlbefinden angestrebt werden, leichter zu erreichen.

Unser Gehirn ist noch auf das Wittern von Gefahr im Überlebenskampf unserer Vorfahren ausgerichtet, deshalb reagieren wir stärker auf Negatives, als auf Positives.

Negative Gedanken erschweren es, den Zustand des Wohlfühlens zu erlangen. Oft erzeugt Stress, beruflich oder privat, ohne den geeigneten Ausgleich der Entspannung einen Energiemangel und führt uns letztendlich zu negativen Gedanken. Stress lässt uns das Angenehme und Schöne vergessen und wir konzentrieren uns auf die negative Seite des Lebens.

Die Vorteile des positiven Denkens sind vielschichtig:

- Positiv denkende Menschen sind kreativer, ihre Sinnesorgane funktionieren besser und sie haben eine bessere Merkfähigkeit.

- Positiv denkende Menschen sind meist gesund. Es ist erwiesen, dass seelisches Wohlbefinden stark mit körperlichen Wohlbefinden verknüpft ist. Diese innere Harmonie stärkt auch die Abwehrkräfte.

- Positiv denkende Menschen sehen statt Problemen Chancen, die sie wiederum als Herausforderungen betrachten, die gemeistert werden wollen. Optimisten denken: „Ich schaffe das", trauen sich viel mehr zu und richten so ihr Ziel positiv aus.

Für dein Vorhaben, schlank zu sein, dich in deinem Körper wohlzufühlen, ist es wichtig, positiv zu denken. Richte deine ganze Energie auf die Freude über das bald Erreichte und sage dir immer laut:

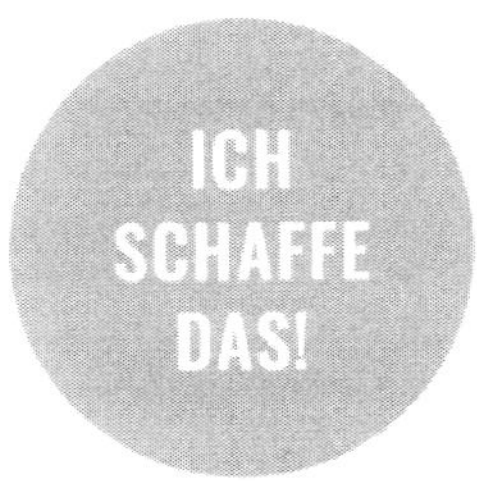

ENTSPANNUNG – RICHTIG ATMEN

Erinnere dich an das Zitat am Anfang des Kapitels. *„Wie du atmest, so lebst du."* Andreas Tenzer, ein deutscher Philosoph und Pädagoge, hat kurz und bündig das Richtige gesagt. Ein erwachsener Mensch, der sich nicht körperlich anstrengt, atmet 12 bis 18 Mal in der Minute, ein Hochleistungssportler atmet sechs bis acht Mal und ein Yogi atmet etwa zwei bis vier Mal in der Minute. Langsam, ruhig und gleichmäßig zu atmen ist gesund und bringt uns in die Entspannung.

Schon in den alten Kulturen wurde der Atmung eine wichtige Bedeutung für Geist und Seele beigemessen. So gibt es im jeweiligen Kulturkreis die unterschiedlichsten Atemübungen.

Atmen ist lebenswichtig. Wir atmen dank unseres Unterbewusstseins. In diesem Abschnitt befassen wir uns aber mit dem bewussten Atmen. Bewusstes Atmen führt zu Entspannung.

Wir beschäftigen uns mit der Atemübung eins zu vier:

Bei dieser Übung atmest du bei eins ein und bei zwei, drei, vier atmest du aus. Kurz Einatmen und laaaange ausatmen.

Wichtig ist, über die Nase in den Bauch hineinzuatmen und über den Mund aus dem Bauch herauszuatmen. Hilfreich ist, sich beim Einatmen vorzustellen, Freude aufzunehmen, und beim Ausatmen alles Belastende abzugeben.

Beim Atmen wird unser vegetatives Nervensystem angesprochen. Beim Einatmen wird unser Sympathikus angeregt, der uns aktiv macht. Beim Ausatmen sorgt der Parasympathikus dafür, dass wir ruhig werden, und dies löst in unserem Körper die Entspannung aus. Diese Atemtechnik eignet sich auch hervorragend, um Lampenfieber zu reduzieren.

Das Ausatmen kann auch mit Geräuschen wie Schnauben oder Stöhnen begleitet werden. Eine Hand am Bauch zeigt, ob du tatsächlich bis in den Bauch hineinatmest.

Diese Atemübung kannst du immer wieder in deinen Alltag einbauen. Bald merkst du, um wie viel gelassener du bist. In der Fantasiereise wendest du nun auch die neue Atemtechnik an.

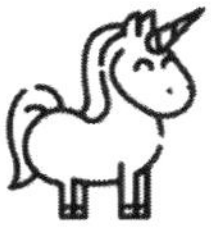

FANTASIEREISE

Dauer circa 8-9 Minuten.

Wenn du magst, lies dir nochmals die Anleitung im Kapitel eins durch. Versuche, dich ganz auf dein neues Körpergefühl, das du dir in der Fantasiereise vorstellst, einzulassen. So erlebt dein Unterbewusstsein diese neue Erfahrung, die du dann in den Alltag mitnimmst. Viel Freude!

Mach es dir bequem und schließe deine Augen …

lege deine Arme locker ab …

deine Beine und Füße sind entspannt …

du spürst, wie dein Körper den Boden berührt …

du spürst, wie sich deine Muskeln entspannen …

wie wohlig schwer und warm sich das anfühlt … …

ganz unmerklich vertieft sich dein Atem …

du gehst tiefer und tiefer in die Entspannung …

nun atme, wie du es gelesen hast …

kurz einatmen, laaaange ausatmen …

einatmen, bis tief in den Bauch hinein …

und ausatmen, aus dem Bauch heraus … … … …

mit jedem Atemzug entspannst du dich mehr und mehr …

du fühlst dich wohl …

alles ist ganz friedlich und ruhig … …

nun wendest du dich deiner inneren Welt zu und hörst diese Stimme …

erinnere dich, was du über Bewertungen gelesen hast … …

deine Erfahrungen haben sich in deinem Unterbewusstsein abgespeichert … …

und daraus bewertest du dich selbst und deine Umwelt … … …

erinnere dich, wie du das Schlanksein bewertet hast … … … …

was hat dich bei deinen Bewertungen am meisten bewegt? … …

was verbindest du damit? … …

warum hat es dich am meisten berührt? … … … …

denkst du darüber positiv? …

erinnere dich, was du über positives Denken gelesen hast … … …

wie wichtig es ist, seine Gedanken positiv auszurichten … … …

positives Denken gibt uns die Leichtigkeit im Leben … …

positives Denken lässt dich alles schaffen … …

positives Denken lässt dich glücklich sein … … …

überlege, wie du dich glücklich fühlst … … …

wenn du magst, überlege, wie das aussieht … … … …

wo bist du da? … … …

vielleicht im Wald, vielleicht bei Freunden oder vielleicht ganz woanders? … … …

welche Farben siehst du? … …

hörst du Geräusche? … …

vielleicht hörst du Vögel zwitschern …

oder die Stimmen deiner Familie oder deiner Freunde … … …

wie riecht es? … …

kannst du auch etwas schmecken? … … …

wie fühlt sich das an? … … … …

spürst du deinen Körper, wie er genau so ist, wie du ihn haben willst? … … …

vielleicht hast du ein paar Kilos weniger … …

vielleicht ist dein Körper straffer … …

spüre es ganz intensiv … … …

spüre die Leichtigkeit in deinem Körper … …

nimm wahr, wie sich das anfühlt … … …

alle Gliedmaßen sind ganz leicht … … …

so angenehm … … …

die Freude … …

das Wohlbefinden … …

spüre deinen schlanken, straffen Körper … … …

diese Leichtigkeit ist ein Teil von dir … …

das macht dich sehr froh … …

so froh … … … …

und lass dich von diesem Gefühl hierher zurückbringen …

ganz sanft nimmst du diesen angenehmen Moment mit … …

fühle die Entspannung und die wohlige Wärme … …

und beginne langsam, dich zu bewegen …

du öffnest und schließt deine Hände …

bewegst deine Füße …

reckst und streckst deine Arme und Beine … …

atme tief durch … …

und komm mit einem tiefen Atemzug hierher zurück …

öffne deine Augen …

du bist hellwach und erfrischt …

WAS DU TÄGLICH FÜR DICH TUN KANNST:

- **Nimm dir täglich Zeit für dich!**
- **Schreibe jeden Tag** über deine Gefühle, Erfahrungen und Erfolge!
- **Denkst du an deine täglichen Entspannungsübungen? Zusätzlich kurz einatmen, laaaange ausatmen,** beim Ausatmen innerlich fallen lassen und die Schwere fühlen.
- **Höre deine Fantasiereise täglich,** so lernt dein Unterbewusstsein Neues.

KAPITEL 3

15. Tag

WERTE I ESSGEWOHNHEITEN I SCHULTERN ENTSPANNEN

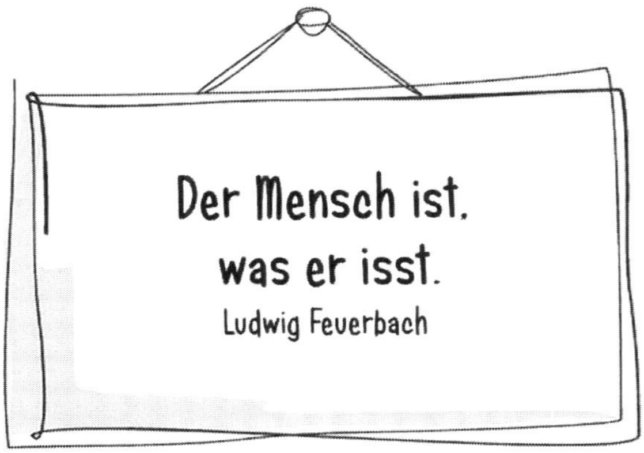

Hallo!

Zwei Wochen sind schon vergangen! Du hast Neues gelernt! Idealerweise übst du fleißig und hast bemerkt, wie wichtig es ist, dein neues Körpergefühl zu spüren, damit es sich im Hier und Jetzt realisieren kann. Fühle dich frei und greife nach den Sternen!

In diesem Kapitel erkläre ich, wozu Werte wichtig sind, und warum du deine persönlichen Werte kennen sollst. Ich erinnere dich an deine Essgewohnheiten und erläutere, wie du etwas ändern kannst. Zusätzlich lernst du, deine Schultern zu entspannen.

WERTE

Warum schreibt sie über Werte? Was hat das mit Abnehmen und neuem Körpergefühl zu tun? Vielleicht stellst du dir diese Fragen und das ist verständlich! Die eigenen Werte zu kennen, ist für das ganze Leben wichtig. So kannst du auch dein Ziel, dein Wunschgewicht zu erreichen und zu halten, richtig formulieren und geradlinig umsetzen.

Wir kennen materielle und nicht-materielle Werte. Wir wissen über unsere materiellen Werte Bescheid: Einkommen, Auto, Sparbuch und vieles mehr. Es ist wichtig, seine eigenen materiellen Werte zu definieren. Das Schielen auf die Werte der anderen gilt es zu vermeiden. Es erzeugt Neid, und Neid ist Gift, das dem Körper schadet.

Im Mentaltraining beschäftigen wir uns mit den nicht-materiellen Werten. In der heutigen Welt ist es notwendig, sich viel häufiger zu verändern als noch vor hundert Jahren. Wir wechseln öfter den Job, lernen mit neuen digitalen Medien umzugehen und erleben die Welt global. Um dies besser und einfacher zu bewerkstelligen, ist es notwendig, seine persönlichen Werte zu kennen.

Die eigenen Werte zu kennen, gibt uns Kraft und Halt.

Wir haben im Sprachgebrauch viele Wörter, die sich auf das Wort „Werte“ beziehen. Wörter wie „Ich lege Wert auf ...“, „Ich bin wertvoll ...“, Selbstwertgefühl oder Wertschätzung. Doch allzu selten setzen wir uns bewusst damit auseinander. Jeder weiß ungefähr, welche Werte er vertritt, aber über seine Werte nachzudenken, bringt oft erstaunliche Resultate.

Die eigenen Werte zu kennen, hilft, die Zeit, die ja begrenzt ist, sinnvoller zu nutzen und Ziele ohne unnötige Umwege, geradlinig anzusteuern.

Im Mentaltraining beschäftigen wir uns damit, herauszufinden, welche Werte für uns wichtig sind, und stellen uns dann die Fragen: „Leben wir auch all unsere Werte?“, „Passt das Bild, das wir von uns haben mit dem zusammen, wie wir leben?“, „Sind Verstand und Unterbewusstsein im Einklang?“.

Wir lassen unsere persönlichen Werte in unsere Gedanken einfließen und werden so zielstrebiger und selbstbewusster. Unsere Entscheidungen basieren auf unseren Werten, wir treffen sie rascher und im inneren Einklang.

WERTE FINDEN

Hier findest du eine Auswahl von Werten. Diese Liste ist beliebig verlängerbar. Im Internet findest du dazu sicher weitere Vorschläge.

Schau dir die Werte an und kreuze aus dem Bauch heraus an, welche Werte dir persönlich besonders wichtig sind. „Aus dem Bauch heraus" bedeutet, ohne viel nachzudenken. Du liest das Wort und du spürst sofort, dass du dieses Wort annimmst, ablehnst oder neutral betrachtest. Kreuze bitte Wörter an, die dich stark positiv berühren:

WERTELISTE:

◦ Abenteuer ◦ Achtsamkeit ◦ Aktivität ◦ Anerkennung ◦ Arbeit ◦ Ästhetik ◦ Aufgeschlossenheit ◦ Aufrichtigkeit ◦ Ausgeglichenheit ◦ Autonomie ◦ Berühmtheit ◦ Bescheidenheit ◦ Bewusstsein ◦ Beziehungen ◦ Charme ◦ Dankbarkeit ◦ Demut ◦ Der Beste sein ◦ Direktheit ◦ Diskretion ◦ Disziplin ◦ Dominanz ◦ Durchsetzungsvermögen ◦ Echtheit ◦ Ehrgeiz ◦ Ehrlichkeit ◦ Eigenständigkeit ◦ Eigenverantwortung ◦ Einfachheit ◦ Einfallsreichtum ◦ Einfluss ◦ Einfühlungsvermögen ◦ Einsamkeit ◦ Enthusiasmus ◦ Entschlossenheit ◦ Entspannung ◦ Entwicklung ◦ Erfolg ◦ Erholung ◦ Erkenntnis ◦ Ernährung ◦ Ernsthaftigkeit ◦ Erotik ◦ Extravaganz ◦ Fairness ◦ Familie ◦ Fantasie ◦ Fitness ◦ Fleiß ◦ Flexibilität ◦ Freiheit ◦ Freude ◦ Freundschaft ◦ Frieden ◦ Fürsorglichkeit ◦ Gastfreundschaft ◦ Geben ◦ Geborgenheit ◦ Gedankenfreiheit ◦ Gehorsam ◦ Gelassenheit ◦ Gemütlichkeit ◦ Genauigkeit ◦ Genügsamkeit ◦ Genuss ◦ Gerechtigkeit ◦ Geselligkeit ◦ Gewaltfreiheit ◦ Glaube ◦ Glaubensfreiheit ◦ Glaubwürdigkeit ◦ Gleichberechtigung ◦ Güte ◦ Harmonie ◦ Hartnäckigkeit ◦ Herzlichkeit ◦ Hingabe ◦ Höflichkeit ◦ Idealismus ◦ Individualismus ◦ Integrität ◦ Intelligenz ◦ Intuition ◦ Jugendlichkeit ◦ Klarheit ◦ Klugheit ◦ Kontrolle ◦ Kooperation ◦ Korrektheit ◦ Kreativität ◦ Lebendigkeit ◦ Lebensfreude ◦ Lebensqualität ◦ Lebenssinn ◦ Lebensstandard ◦ Lebhaftigkeit ◦ Leidenschaft ◦ Leistung ◦ Lernen ◦ Liebe ◦ Loyalität ◦ Lust ◦ Macht ◦ Mäßigung ◦ Meinungsfreiheit ◦ Milde ◦ Mitgefühl ◦ Moral ◦ Motivation ◦ Mut ◦ Nachdenken ◦ Nächstenliebe ◦ Naturverbundenheit ◦ Neugier ◦ Offenheit ◦ Optimismus ◦ Ordnungsliebe ◦ Originalität ◦ Partnerschaft ◦ Perfektion ◦ Pflicht ◦ Präzision ◦ Pünktlichkeit ◦ Qualität ◦ Reichtum ◦ Reife ◦ Religiosität ◦ Respekt ◦ Risikobereitschaft ◦ Romantik ◦ Ruhe ◦ Sauberkeit ◦ Schönheit ◦ Selbständigkeit ◦ Selbstbeherrschung ◦ Selbstbestimmung ◦ Selbstlosigkeit ◦ Selbstvertrauen ◦ Selbstverwirklichung ◦ Sinnlichkeit ◦ Sparsamkeit ◦ Toleranz ◦ Treue ◦ Unabhängigkeit ◦ Verantwortlichkeit ◦ Vernunft ◦ Verständnis ◦ Vertrauen ◦ Vielfalt ◦ Wachstum ◦ Wahrheit ◦ Wärme ◦ Weisheit ◦ Wildheit ◦ Wissen ◦ Wissensdurst ◦ Wohlbefinden ◦ Wohlstand ◦ Wortgewandtheit ◦ Würde ◦ Zufriedenheit ◦ Zuneigung ◦ Zuverlässigkeit

Du möchtest die Werteliste ausdrucken? Den Link zum Download findest du auf www.wohldenken.at und klicke auf „Downloads".

Beantworte bitte folgende Fragen und vergleiche anschließend die Antworten mit deiner Werteliste:

Was schätze ich besonders an meinen Eltern, Familie, Freunden und Kollegen? Welcher Wert steckt dahinter? Beschreibe ein bis drei Personen und finde die passenden Werte:

Welche Eigenschaften mancher Menschen ärgern mich besonders? Welcher Wert wird hier nicht respektiert? Beschreibe ein bis drei Personen und finde die Werte, die von diesen Personen nicht vermittelt werden:

Was möchte ich im Leben auf keinen Fall vermissen? Welcher Wert steckt dahinter?

Was erwarte ich von einem guten Politiker? Welcher Wert steckt dahinter?

Was war mir als Kind besonders wichtig? Welcher Wert steckt dahinter?

Du hast nun einige Werte herausgefiltert. Super!

Nun geht es darum, deine drei wichtigsten Werte zu finden. Vergleiche einfach deine Werte und wäge ab, welcher Wert mehr Gewicht in deinem Leben hat, bis du deine drei wichtigsten Werte gefunden hast.

Meine drei wichtigsten Werte sind:

Perfekt! Du hast dich besser kennengelernt! Sprich deine Werte laut aus und fühle, wie gut sie dir tun!

Wenn du aus irgendeinem Grund schlechte Laune hast, denke an deine Werte und es wird dir schnell besser gehen.

ESSGEWOHNHEITEN

Ludwig Feuerbach, ein deutscher Philosoph, meinte: *„Der Mensch ist, was er isst!"*. Damit hat er recht. Doch bevor wir uns Gedanken machen, „WAS" wir essen, sollen wir uns Gedanken machen, „WIE" wir essen. Deshalb forme ich das Zitat um zu: *„Der Mensch ist, WIE er isst!"*

Wie isst du? Hastest du in der Früh ohne Frühstück aus dem Haus? Isst du schnell ein Brötchen in der Mittagspause? Knabberst du immer wieder an deiner Schokolade oder deinen Keksen? Dürfen beim Fernsehen die Chips nicht fehlen? Passt du dich beim Essen deiner Familie an? Isst du deinen Teller immer leer, auch, wenn du schon satt bist?

Erkennst du dich in einer Eigenschaft wieder?

Dies alles sind Essgewohnheiten, die wir im Laufe der Jahre entwickelt haben. Wir haben sie in unserem Unterbewusstsein abgespeichert. Damit sparen wir Zeit, denn wir denken kaum noch darüber nach. So, wie beim Zähneputzen oder beim Schnürsenkel binden. Wir haben den Autopilotmodus eingeschalten. Stell dir vor, wir würden bei jeder Mahlzeit neu entscheiden, wie wir essen? Das wäre schon sehr zeitraubend in unserer Welt, die von Zeitdruck bestimmt ist.

Essgewohnheiten erleichtern uns das Leben.

Wir haben Essgewohnheiten etabliert, die uns helfen, unser Leben besser zu gestalten. In stressigen Situationen sparen wir Zeit oder beruhigt uns eine kleine Knabberei. Unser Unterbewusstsein hat so gelernt, dass wir uns dank Essen besser fühlen. Unser Unterbewusstsein will ja immer unser Bestes.

Essgewohnheiten sind sinnvoll, sofern wir die richtigen Essgewohnheiten etablieren. Überlege, wie lange du deine Essgewohnheiten schon praktizierst? Bist du zufrieden, WIE du isst? Gibt es eine Essgewohnheit, die du ändern möchtest?

Vielleicht willst du abends keine Chips mehr essen? Dann könntest du zum Beispiel diese gegen Nüsse austauschen? Denk daran, dass es keinen Sinn macht, dir zu sagen: „Ich esse keine Chips mehr". Dein Unterbewusstsein versteht die Verneinung nicht. Formuliere deine neue Gewohnheit positiv: „Statt Chips esse ich Nüsse!"

Vielleicht willst du zu Hause frühstücken, dann könntest du abends schon alles griffbereit vorbereiten und sparst so Zeit? Gleichzeitig sagst oder denkst du dir: „Zu Hause frühstücken gibt mir Energie für den Tag!"

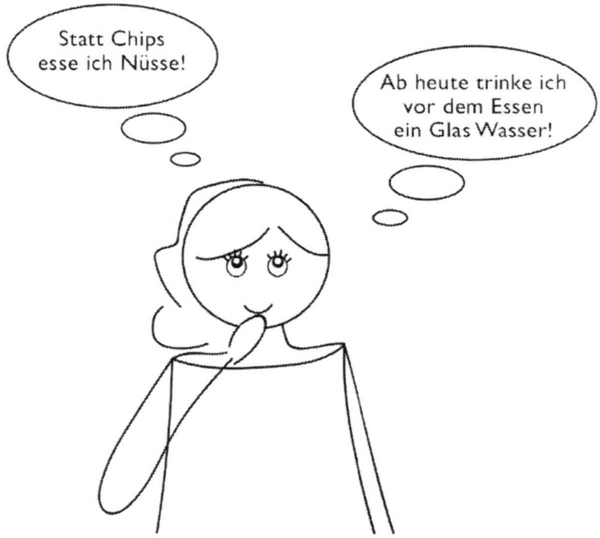
Statt Chips
esse ich Nüsse!
Ab heute trinke ich
vor dem Essen
ein Glas Wasser!

Welche Änderung in deinem Essverhalten möchtest du erreichen?
Beantworte dir bitte diese Fragen:

Welche Essgewohnheit möchte ich als Erstes ändern?

Wie ersetze ich diese Gewohnheit?

Wie formuliere ich meinen Vorsatz zu meiner neuen Essgewohnheit? (Der Satz sollte kurz sein, in der Gegenwart und positiv.)

Hast du herausgefunden, was du als Erstes an deinen Essgewohnheiten ändern möchtest? Hast du deinen Vorsatz formuliert? Bravo! Jetzt hilft üben. Am besten, du schreibst dir deinen Vorsatz groß auf und klebst ihn an die Eingangstür oder an deinen Kühlschrank, sodass du dich jeden Tag daran erinnerst und ihn umsetzt. In deinen Notizen am Ende des Kapitels vermerkst du deinen Erfolg.

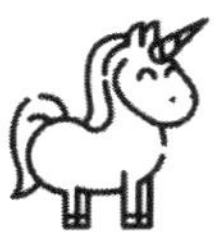

ENTSPANNUNG – SCHULTERN ENTSPANNEN

Im vorigen Kapitel hast du gelernt, wie du richtig atmest, um dich zu entspannen. Idealerweise hast du auch während des Tages diese Atmung immer wieder angewendet. In dieser Lektion wollen wir uns mithilfe der Atmung besonders auf die Schulterentspannung konzentrieren. Unsere Schultern sind oft verspannt. Die Arbeit am Schreibtisch und Computer, eine falsche Haltung, aber auch Stress lässt unsere Nackenmuskeln verspannen.

Du atmest wie beschrieben: Kurz einatmen, laaaange ausatmen und zusätzlich lässt du beim Ausatmen in Gedanken die Schultern weiter absinken. Du spürst dabei eine angenehme Schwere. Vielleicht fühlt es sich an, als ob deine Schultern ein wenig breiter werden oder tiefer sinken. Du hast das Gefühl loszulassen. Idealerweise verspürst du, wie angenehm warm diese imaginäre Bewegung ist.

Auch diese Übung kannst du in deinen Tagesablauf immer wieder einbauen. In der Fantasiereise findest du sie wieder.

Wenn du magst, lies nochmals die Anleitung im Kapitel eins durch. Deine Entspannung ist ein wichtiger Teil, um Neues in deinem Unterbewusstsein abzuspeichern. Lass es dir gut gehen!

FANTASIEREISE

Dauer circa 8-9 Minuten.

Mach es dir bequem und schließe deine Augen …

lege deine Arme locker ab …

deine Beine und Füße sind entspannt …

du spürst, wie dein Körper den Boden berührt …

wie angenehm schwer und warm sich das anfühlt … …

du gehst tiefer und tiefer in die Entspannung …

dein Atem vertieft sich immer mehr und mehr …

kurz einatmen, laaaange ausatmen …

einatmen, bis tief in den Bauch hinein …

und ausatmen, aus dem Bauch heraus … … … …

bei jedem Ausatmen lässt du deine Schultern schwerer werden … …

bei jedem Ausatmen spürst du die Entspannung deiner Schultern … …

du fühlst dich wohl …

alles ist ganz friedlich und ruhig … …

nun wendest du dich deiner inneren Welt zu und hörst diese Stimme …

erinnere dich, was du über Werte gelesen hast … … …

welche Werte sind dir besonders wichtig? … … …

was verbindest du mit diesen Werten? … … … …

lebst du deine Werte? … … … …

gibt es einen Wert, den du missachtest? … … …

und wenn ja, was möchtest du ändern? … … …

sprich deine Werte in Gedanken … … …

fühlst du die Energie, die dir deine Werte geben? … … …

fühlst du die Energie, die deinem Körper guttut? … … …

spüre es ganz intensiv … … …

erinnere dich auch, was du über Essgewohnheiten gelesen hast … … …

gibt es Essgewohnheiten, die du vielleicht ändern möchtest? … … …

und wenn ja, welche Essgewohnheit willst du ändern? … … …

hast du dazu einen Merksatz formuliert? … … …

wie lautet der Merksatz? … … …

was spürst du, wenn du den Merksatz sagst? … … …

spürst du die Freude, eine neue Essgewohnheit zu etablieren? … … …

weil du weißt, dass es dir guttut … … …

stell dir vor, es ist Sommer und du bist auf einer Wiese … … …

du betrachtest die Blumen und spürst deine neue Leichtigkeit … … …

du bückst dich und riechst an einer besonders schönen Blume … … …

der Duft ist betörend … … …

du hörst das Summen der Bienen … … …

und vielleicht hörst du auch einen Bach plätschern … … …

alles ist ganz friedlich und ruhig … … …

spürst du deinen Körper, wie er genau so ist, wie du ihn haben willst? … … …

vielleicht hast du ein paar Kilos weniger … …

vielleicht ist dein Körper straffer … …

spüre es ganz intensiv … … …

spüre die Leichtigkeit in deinem Körper … …

nimm wahr, wie sich das anfühlt … … …

alle Gliedmaßen sind ganz leicht … … …

so angenehm … … …

die Freude … …

das Wohlbefinden … …

spüre deinen schlanken, straffen Körper … … …

diese Leichtigkeit ist ein Teil von dir … …

das macht dich sehr froh … …

so froh … … … …

du spürst die Energie in dir ... ...

fühle, wie schlank und straff dein Körper dank dieser Energie ist ... ...

genieße dieses Wohlbefinden ... ...

und lass dich von diesem Gefühl hierher zurückbringen ...

ganz sanft nimmst du diesen angenehmen Moment mit ... ...

fühle die Entspannung und die wohlige Wärme ... ...

und beginne langsam, dich zu bewegen ...

du öffnest und schließt deine Hände ...

bewegst deine Füße ...

reckst und streckst deine Arme und Beine ... ...

atme tief durch ... ...

und komm mit einem tiefen Atemzug hierher zurück ...

öffne deine Augen ...

du bist hellwach und erfrischt ...

WAS DU TÄGLICH FÜR DICH TUN KANNST:

- **Nimm dir täglich Zeit für dich!**
- **Schreibe jeden Tag** über deine Gefühle, Erfahrungen und Erfolge! **Notiere zusätzlich, ob du deine neue Essgewohnheit umgesetzt hast.**
- **Denkst du an deine täglichen Entspannungsübungen?** Kurz einatmen, laaaange ausatmen, **zusätzlich beim Ausatmen die Schultern fallen lassen** und die Schwere fühlen.
- **Höre deine Fantasiereise täglich,** so lernt dein Unterbewusstsein Neues.

KAPITEL 4

22. Tag

AFFIRMATIONEN I VISIONBOARD I INNERE MITTE

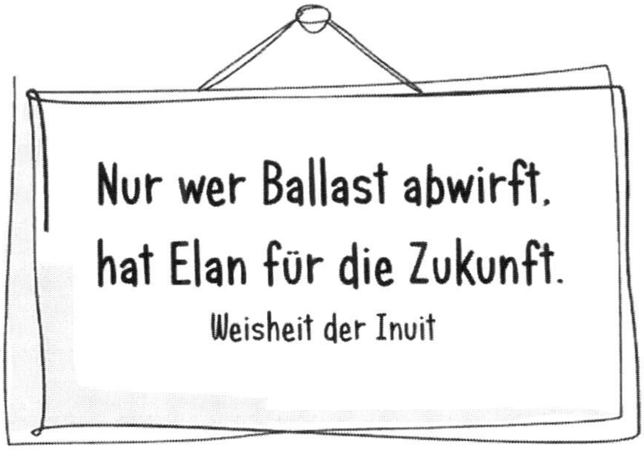
Nur wer Ballast abwirft,
hat Elan für die Zukunft.
Weisheit der Inuit

Hallo!

Schön, dass du wieder da bist! Beginnst du dein neues Körpergefühl zu spüren? Vielleicht bist du schon so weit? Vielleicht brauchst du noch etwas? Aber sei gewiss, jeder, der es schaffen will und fest daran glaubt, schafft es! Auch du!

In diesem Kapitel erkläre ich den Nutzen von Affirmationen, und wie du sie anwenden kannst. Ich zeige auf, wie wichtig es ist, in seiner inneren Mitte zu ruhen, und du lernst, in der Entspannung Ballast abzuwerfen.

AFFIRMATIONEN

Hast du dich schon mit Affirmationen beschäftigt oder betrittst du absolutes Neuland? Beides ist möglich. Weißt du über Affirmationen Bescheid, dient dir dieser Abschnitt zur Vertiefung. Hörst du zum ersten Mal davon, dann erlebst du neue Denkanstöße!

Affirmationen sind ein wirksames Mittel der Autosuggestion. Sie sind eine der einfachsten und bekanntesten Methoden im Mentaltraining, wenn es darum geht, sich selbst zu verändern.

Das Wort Affirmation kommt aus dem lateinischen „affirmare“ und das bedeutet „befestigen, bekräftigen, versichern, beteuern“.

Émile Coué lebte um 1900, war Apotheker und Begründer der modernen, bewussten Autosuggestion. Er bemerkte, wenn er seinen Kunden Medikamente verkaufte und dabei bekräftigte, wie schnell es ihnen wieder gut gehen werde, waren sie meist schneller wieder gesund, als ohne diese Worte. Diese Entdeckung nennt man heutzutage den „Placebo-Effekt“. Emile Coué meinte: *„Jede Vorstellung, die sich genügend stark eingeprägt hat, strebt danach, sich zu verwirklichen und verwirklicht sich, soweit ihr keine Naturgesetze entgegenstehen.“* (Quelle: Wikipedia)

Dies wurde inzwischen in vielen Studien nachgewiesen. Mittlerweile beschäftigt sich die Psycho-Neuroimmunologie mit den Auswirkungen von Gedanken und Gefühlen auf unser Immunsystem.

Affirmationen sind positive Glaubenssätze. Glaubenssätze sind Sätze, an die wir tief in unserem Inneren glauben.

Durch unsere Erfahrungen haben wir in unserem Unterbewusstsein Überzeugungen und Meinungen abgespeichert, die oft hilfreich sind, aber uns auch manchmal einschränken. Wir hinterfragen dies nicht, sondern sind der Meinung, dass diese einschränkenden Glaubenssätze der Realität entsprechen.

Affirmationen helfen, negative Überzeugungen durch positive Überzeugungen zu ersetzen. Durch ständige Wiederholung der Affirmationen verinnerlichen wir diese neuen Glaubenssätze und ändern dadurch unsere Sichtweise.

Affirmationen sind kurze Sätze, die:

- immer in der Gegenwartsform zu formulieren sind.
- positiv, ohne Verneinung geschrieben werden.
- klar, knapp und präzise verfasst sind.
- schriftlich festgehalten werden sollen.

Die richtige Affirmation weckt Gefühle und gibt Energie. Deswegen ist es sinnvoll, unsere Werte in unsere Affirmationen einzubauen. Beispiele: „Meine Zuverlässigkeit hilft mir, mein Ziel, schlank zu sein, zu erreichen.“ „Ich gebe mir und meinem Körper das Mitgefühl, das ich brauche.“ „Ich bin achtsam, mir und anderen gegenüber.“

WIE FINDEST DU DEINE PERSÖNLICHE AFFIRMATION?

Da hilft nur nachdenken, mögliche Sätze formulieren, laut vorsprechen und hineinspüren, ob sich das gut anfühlt. Versuche, deine Werte in deine persönliche Affirmation einfließen zu lassen. Überschlafe deinen Satz, oft wird dir am nächsten Tag bewusst, wie und was du ändern könntest, oder du merkst, dein Satz ist perfekt!

Versuche verschiedene Wortkombinationen, vielleicht reimst du sogar? Schreibe alle Ideen auf und höre in dich hinein, was sich gut anfühlt.

Achte bitte darauf, den Satz kurz und prägnant zu formulieren. Verwende tatsächlich die Gegenwartsform und überprüfe, ob der Satz positiv, ohne Verneinung geschrieben ist.

Meine Affirmation lautet:

Geschafft? Ich gratuliere!

Manchmal denkst du, deine Affirmation ist perfekt und einige Tage oder Wochen später, bist du nicht mehr davon überzeugt. Das passiert. Vielleicht hat sich inzwischen etwas geändert oder du hast dich weiterentwickelt. Egal. Forme deine Affirmation um oder finde eine, die zum aktuellen Zeitpunkt besser zu dir passt.

VISIONBOARD

Wenn du deine Affirmation gefunden hast, ist es ratsam, sich diese immer wieder in Erinnerung zu rufen und zu spüren, wie die Worte dich berühren. Dafür eignet sich am besten, ein eigenes Visionboard zu gestalten.

Ein Visionboard ist eine Pinnwand oder ein Bilderrahmen, in dem du Texte, Fotos und Zeichnungen, die dich positiv an deine Wünsche und Ziele erinnern, zu einer Collage zusammenstellst. Unter dem Wort „Vision“ verstehen wir die imaginäre Vorstellung deiner Zukunft.

Alles, was dich erfreut, was dich begeistert und was du dir für deine Zukunft wünscht, kannst du am Visionboard zu einem großen Bild zusammenfügen. Verwende dafür jede Art von Materialien. Bringe das Visionboard an einer Stelle an, wo du es immer wieder siehst. Du kannst dich dann kurze Augenblicke in die Bilder und Texte hineinfühlen und gibst so deinem Unterbewusstsein Informationen zu deinen Wünschen und Zielen.

Das Visionboard gibt dir Energie und ein angenehmes, positives Gefühl.

Du siehst es tagtäglich und es motiviert dich den ganzen Tag. Du richtest deine Gedanken und dein Handeln bewusst und unbewusst auf deinen Wunsch und auf dein Ziel aus. Dies hilft dir, deinen angestrebten Weg geradlinig zu gehen.

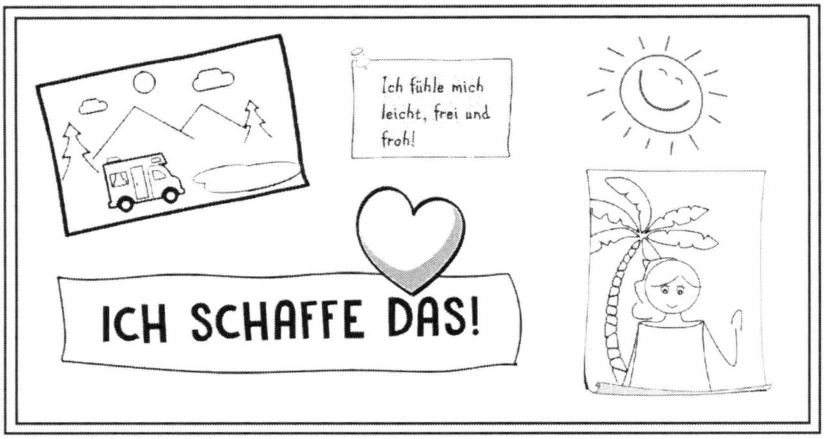
Ich fühle mich leicht, frei und froh!
ICH SCHAFFE DAS!

INNERE MITTE

Ich habe im ersten Kapitel schon darauf hingewiesen, wie unser Unterbewusstsein mit unserer Vernunft zusammenarbeitet. In diesem Abschnitt möchte ich detailliert darauf eingehen.

Stell dir eine Fußballmannschaft vor. Es gibt den Trainer und das Team. Der Trainer ist dafür zuständig, dem Team zum Sieg zu verhelfen. Er wird motivieren, organisieren und coachen. Das Fußballspiel können aber nur die Spieler, das Team, gewinnen. Der Trainer hat auf das tatsächliche Spiel keinen Einfluss. Kann der Trainer sein Team motivieren und begeistern, wird die Mannschaft gewinnen. Ansonsten ist der Trainer erfolglos.

Wenn du den Trainer mit unserer Vernunft gleichsetzt und das Fußballteam mit unserem Unterbewusstsein, verstehst du den Zusammenhang. Deine Vernunft möchte ein Ziel erreichen. Idealerweise motiviert, organisiert und coacht sie dein Unterbewusstsein. Findet deine Vernunft den richtigen Zugang, dann wirst du dein Ziel erreichen.

Der Trainer wird versuchen herauszufinden, wie er die Mannschaft am besten motiviert. Dies kann auch deine Vernunft, indem du in dich hineinhörst und überlegst, ob du aus deinem Innersten, aus deinem Bauch heraus, die neuen Vorsätze und angestrebten Ziele mitträgst oder ob du Widerstände spürst.

Verstand und Unterbewusstsein müssen im Einklang stehen, um den Erfolg zu erzielen.

Spürst du den Einklang, dann bist du in deiner inneren Mitte angekommen und kannst zuversichtlich deinen Weg gehen. Spürst du noch Widerstände, dann gilt es, diese abzubauen. Vielleicht, indem du in deiner Fantasiereise dein Innerstes fragst, was du brauchst und wie du Freude und Motivation verspürst.

ENTSPANNUNG – BALLAST ABWERFEN

Fühlst du dich entspannter? Bravo! Übe, wo und wann immer es dir einfällt. Lass einfach die Anspannung innerlich los und spüre dabei ein Schwere- und Wärmegefühl. Bald kannst du deine Entspannung jederzeit abrufen.

Ich möchte nun die Entspannungsübung ausweiten, indem du dir zusätzlich vorstellst, beim Ausatmen allen Ballast abzustoßen. Du atmest aus, deine Schultern entspannen sich und zusätzlich fühlst du, wie dein ganzer Ballast von dir abfällt. Sei es physischer oder geistiger Ballast. Alles, das du mit dir unnötig herumträgst, fällt von dir ab, und du fühlst deine Leichtigkeit und Freude.

Noch eine Bitte für das kommende Kapitel: Bitte besorge dir ein Stück Schokolade. Du wirst sie genussvoll verspeisen und dabei Neues lernen. Freue dich!

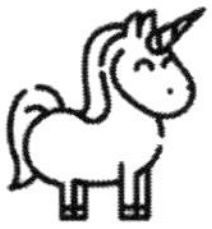

FANTASIEREISE

Dauer circa 8 Minuten.

In dieser Fantasiereise spürst du tief in dich hinein, ob dein Unterbewusstsein deine Wünsche und Ziele mitträgt. Du zeigst deinem Unterbewusstsein mit deinen Bildern deine gewünschte, in Erfüllung gegangene Zukunft und spürst deine innere Mitte. Lass los und fühl dich wohl!

Mach es dir bequem und schließe deine Augen …

lege deine Arme locker ab …

deine Beine und Füße sind entspannt …

du spürst, wie dein Körper den Boden berührt …

wie angenehm schwer und warm sich das anfühlt … …

du gehst tiefer und tiefer in die Entspannung …

dein Atem vertieft sich immer mehr und mehr …

kurz einatmen, laaaange ausatmen …

einatmen, bis tief in den Bauch hinein …

und ausatmen, aus dem Bauch heraus …

bei jedem Ausatmen lässt du deine Schultern schwerer werden … …

bei jedem Ausatmen spürst du die Entspannung deiner Schultern … …

bei jedem Ausatmen spürst du den Ballast, der von dir abfällt … …

bei jedem Ausatmen spürst du die neue Leichtigkeit in dir … … … …

du fühlst dich wohl …

alles ist ganz friedlich und ruhig … …

nun wendest du dich deiner inneren Welt zu und hörst diese Stimme …

erinnere dich, was du über Affirmationen gelesen hast … …

ein kurzer Satz, den du dir als Glaubenssatz immer wieder vorsprichst … …

ein Satz, der dein Innerstes berührt und motiviert … …

welche Wörter hast du gefunden? … …

welcher Satz baut dich auf? … …

sprich den Satz in Gedanken und fühle in dich hinein … … …

fühlst du den Einklang in dir? … …

gibt es etwas, das dich hindert, den Satz voll und ganz anzunehmen? … …

gibt es etwas, das du ändern möchtest? … … … …

spüre dein Bauchgefühl … …

spürst du, wie du in deiner Mitte ruhst? … …

fühlst du dich in Balance? … …

stell dir vor, in Balance zu sein … …

wie fühlt sich das an? … …

friedlich und ruhig? …

heiter und froh? …

leicht und frei? …

egal wo du dich befindest, du genießt dieses neue Gefühl …

und schau dich an, wie du ausschaust … …

deine Gesichtszüge sind entspannt … …

alles in dir ist entspannt … …

du genießt dieses neue Gefühl … …

schlank, fit, in innerer Balance … …

spürst du deinen Körper, wie er genau so ist, wie du ihn haben willst? … … …

vielleicht hast du ein paar Kilos weniger … …

vielleicht ist dein Körper straffer … …

spüre es ganz intensiv … … …

spüre die Leichtigkeit in deinem Körper … …

nimm wahr, wie sich das anfühlt … … …

alle Gliedmaßen sind ganz leicht … … …

so angenehm … … …

diese Leichtigkeit ist ein Teil von dir … …

das macht dich sehr froh … …

so froh … … … …

wie leicht du dich bewegst …

wie fit du bist …

du spürst die Energie in dir … … …

die Energie, die dich vorwärts bringt … … …

genieße dieses großartige Gefühl … …

spüre die Freude in dir … … …

und lass dich von diesem Gefühl hierher zurückbringen …

ganz sanft nimmst du diesen angenehmen Moment mit … …

fühle die Entspannung und die wohlige Wärme … …

und beginne langsam, dich zu bewegen …

du öffnest und schließt deine Hände …

bewegst deine Füße …

reckst und streckst deine Arme und Beine … …

atme tief durch … …

und komm mit einem tiefen Atemzug hierher zurück …

öffne deine Augen …

du bist hellwach und erfrischt …

WAS DU TÄGLICH FÜR DICH TUN KANNST:

- **Nimm dir täglich Zeit für dich!**
- **Schreibe jeden Tag** über deine Gefühle, Erfahrungen und Erfolge! Notiere, ob du deine neue Essgewohnheit umgesetzt hast. **Arbeite zusätzlich an deinem Visionboard.**
- **Denkst du an deine täglichen Entspannungsübungen?** Kurz einatmen, laaaange ausatmen. Beim Ausatmen die Schultern fallen lassen und **spüre zusätzlich, wie dein ganzer Ballast von dir abfällt.**
- **Höre deine Fantasiereise täglich,** so lernt dein Unterbewusstsein Neues.

KAPITEL 5

29. Tag

AUGENBLICK UND ACHTSAMKEIT I ACHTSAM ESSEN I LÄCHELN

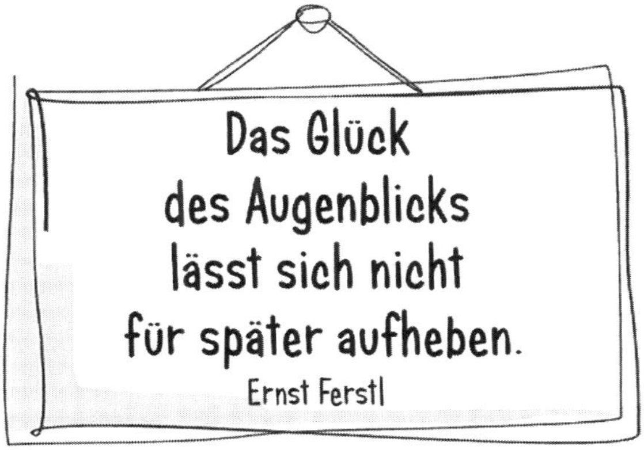
Das Glück
des Augenblicks
lässt sich nicht
für später aufheben.
Ernst Ferstl

Hallo!

Geht es dir gut? Bereit, Neues zu erfahren? Bis jetzt waren wir mit unseren Erfahrungen, die aus der Vergangenheit resultieren, beschäftigt. Heute wenden wir uns der Gegenwart zu. Genieße diese Augenblicke, sie führen dich unweigerlich zu deinem persönlichen Hurra-Gefühl.

In diesem Kapitel erkläre ich, wie wichtig es ist, im Augenblick zu leben, was man unter Achtsamkeit versteht, und wie du Achtsamkeit in dein Essverhalten integrierst. Außerdem lernst du in der Entspannung deinem Körper zuzulächeln.

AUGENBLICK UND ACHTSAMKEIT

Der Augenblick ist das einzig Reale in unserem Leben. Vergangenheit liegt bereits zurück, Zukunft steht uns bevor, beides bietet uns deshalb keinen Handlungsspielraum. Nur im Jetzt herrscht die Möglichkeit. Tun kann man nur im Jetzt.

Im Mentaltraining arbeiten wir mittels der Zeitachse.

- **Vergangenheit in der Gegenwart umwandeln:** Negative Gedanken und Überzeugungen aus unseren Erfahrungen werden in der Gegenwart aufgelöst.

• **Achtsamkeit und Klarheit in der Gegenwart:** Gedanken im täglichen Leben bewusst erleben hilft uns, gelassener damit umzugehen.

• **Zukunft in der Gegenwart gestalten:** Mittels Visionen und Affirmationen, geladen mit Gefühlen und Energie, schaffen wir in der Gegenwart geistige Welten, die uns helfen, unsere Wünsche und Ziele umzusetzen.

Achtsamkeit ist, den Augenblick vom Unbewussten ins Bewusste zu bringen. Wir können im Augenblick immer nur einen Gedanken denken, deshalb ist es so wichtig, dass es der richtige Gedanke ist.

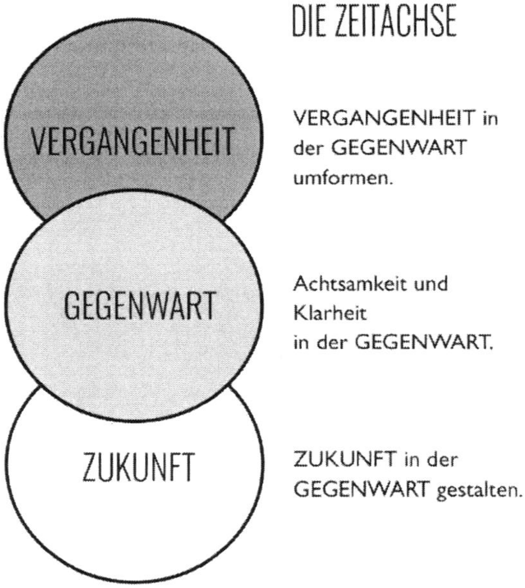

Mittels der Zeitachse erkennst du, wie sich Vergangenheit, Gegenwart und Zukunft zu einem Ganzen verbinden. Die Vergangenheit gibt dir deine Erfahrungen, die du in der Gegenwart nutzt, und in der Gegenwart kommst du ins Tun, um deine Zukunft zu gestalten.

In der heutigen Gesellschaft glauben wir multitaskingfähig zu sein. Diese Art zu denken erzeugt Stress. Stress ist oft durch einen Tunnelblick gekennzeichnet. Wenn wir dann innerlich einen Schritt zurücktreten, die Situation achtsam beobachten und uns fragen: „Was mache ich gerade?“, „Wie mache ich es?“ und „Wie fühle ich mich dabei?“, sehen wir, dass es noch andere Wege gibt, mit Situationen umzugehen. Dieses Bewusstsein hilft, in stressigen Momenten gelassener zu reagieren. Ein Umdenken findet statt.

Die vier Grundregeln der Achtsamkeit:

- **Annehmen, was ist:** Die Dinge akzeptieren, wie sie sind. Situationen zu akzeptieren, verhilft dir auch im täglichen Leben zu mehr Wohlbefinden. Bist du mit einer Situation unzufrieden, ist es das Beste, die Situation anzunehmen, auch wenn das anfangs schwerfällt. In dem Augenblick, in dem du die Situation akzeptierst, kannst du sie neutral beurteilen. Du spürst die Erleichterung und entwickelst die Gelassenheit, die notwendig ist, um in deiner inneren Mitte zu ruhen und richtige Entscheidungen zu treffen.

- **Nicht bewerten:** Wie im zweiten Kapitel besprochen, bewerten wir in jedem Augenblick unseres Lebens Dinge, Situationen, Menschen, uns selbst, unsere Gedanken und Gefühle. In der Achtsamkeit werden wir uns unserer Bewertungen bewusst und lassen diese los. Deiner Bewertungen bewusst zu werden, hilft dir auch im täglichen Leben, dich und die anderen besser zu verstehen und miteinander besser zu kommunizieren.

- **Absichten loslassen:** Wir sind es gewohnt, in jeder Handlung eine Absicht zu haben. Diese loslassen und Dinge um ihrer selbst willen tun, ist wichtig. Gönne dir eine Auszeit, vielleicht nur ein paar Minuten. Dies gibt dir Energie und lässt dich neue Projekte leichter umsetzen.

- **Geduld üben:** Geduld haben und üben. Es benötigt im Schnitt sechzig Impulse, um etwas dauerhaft zu verändern. Willst du auch immer alles auf einmal? Bist du dann entmutigt, wenn dir dein Vorhaben nicht auf Anhieb gelingt? Hierfür ist Geduld zu üben die beste Voraussetzung, langfristig dein Ziel zu erreichen.

Achtsamkeit hat viele Vorteile. Achtsamkeit zu praktizieren, bringt dir langfristig:

- mehr Ruhe und Entspannung.
- mehr Energie und Lebensfreude.
- mehr innere Balance und mentale Stärke.
- mehr Selbstvertrauen und Selbstakzeptanz.
- weniger Stress, Depressionen und chronische Schmerzen.
- mehr Mitgefühl mit sich selbst, mit anderen Menschen und auch mit unserer Umwelt.

Achtsamkeit verhilft dir zu einem zufriedenen Leben.

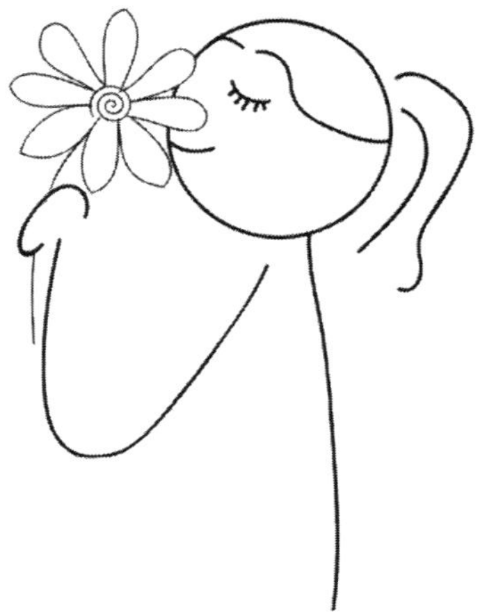

NUR EIN STÜCK SCHOKOLADE

Bevor ich detailliert erkläre, wie du Achtsamkeit in dein Essverhalten integrierst, möchte ich dich zu einer Übung ermutigen. Dazu brauchst du eine Schokolade.

Setz dich bitte an einen Tisch und lege die Schokolade vor dich hin.

Nun machst du dir Gedanken zu deiner Schokolade:

Ist die Schokolade verpackt? …

Wie ist sie verpackt? …

Welche Farbe hat die Verpackung? …

Siehst du ein Logo? …

Hast du überlegt, wie viele Stunden es gedauert hat, das Logo zu entwerfen? …

Und wie lange der Entwurf der Verpackung an sich gedauert hat? …

Gefällt dir die Verpackung? …

Überlege, wie viele Menschen an der Produktion der Verpackung beteiligt waren. …

Wie viele Kilometer hat wohl deine Verpackung zurückgelegt, um vom Verpackungsproduzenten zur Schokoladefabrik zu gelangen? …

Findest du auf der Verpackung Angaben zum Inhalt und zu den Nährstoffen? Lies sie dir doch sorgfältig durch. …

Sicher ist, dass bei Schokolade der Kakao nicht fehlen darf. …

Hast du dir schon einmal Gedanken zur Kakaoproduktion gemacht?

Der Kakaoanbau ist harte Handarbeit. Der Kakaobaum wird von Kleinbauern in tropischen Regionen, heutzutage vorwiegend in Westafrika, angebaut. Die Kakaoschoten werden mittels Stöcken vom Baum geschlagen. Die Bauern lösen die Kakaobohnen von den Schoten. Bevor die Bohnen in Säcken für den Zwischenhändler verpackt werden, werden die Bohnen fermentiert, gewaschen und getrocknet.

Die Jahresernte eines Baumes ergibt ungefähr ein halbes Kilo Kakao. Spannend!

Öffne nun deine Schokolade. Falls du dich für eine Tafel Schokolade entschieden hast, brich bitte ein kleines Stück davon ab und lege es vor dich hin.

Schau dein Stück Schokolade an und überlege, wie viele Arbeitsschritte nötig waren, um den Kakao für dein Stück Schokolade zu produzieren. …

Bedenke, wie weit der Kakao gereist ist! …

Wie sieht deine Schokolade aus? …

Welche Farbe hat sie? …

Ist sie rund, eckig oder ganz anders? …

Rieche an deiner Schokolade. …

Wie riecht sie? Vielleicht süß oder herb? …

Führe jetzt die Schokolade zu deinen Lippen. Wie fühlt sich das an? …

Berühre nun mit deiner Zungenspitze die Schokolade. Kannst du etwas schmecken? Ist es wirklich süß? …

Jetzt stecke dein ganzes Stück in den Mund und überlege, wie sich das anfühlt? …

Lass deine Schokolade ganz langsam im Mund schmelzen. Benutzt du dafür die Zunge oder nimmst du deinen Gaumen zu Hilfe? …

Wie schmeckt dein einzigartiges Stück Schokolade? …

Wenn sich deine Schokolade nach und nach auflöst, wird das Schlucken ausgelöst. Genieße den vorzüglichen Nachgeschmack. …

Wie hat dir deine Schokolade geschmeckt? War es ein einzigartiges Erlebnis? Die Fragen und Anregungen zum Essen deiner Schokolade haben dich zum achtsamen Essen angeleitet! Achtsam essen, bringt dir viele Vorteile. Davon erfährst du im folgenden Abschnitt.

ACHTSAM ESSEN

Achtsam zu sein bedeutet, den Augenblick des Essens bewusst wahrzunehmen. Wenn du achtsam isst, erkennst du, wie, was und wann du isst. Das hat den Vorteil, dass du dein Essverhalten überprüfen und verändern kannst.

Meist essen wir unachtsam. Wir hasten beim Essen. Wir essen zu viel, ohne auf unser Sättigungsgefühl zu achten. Wir sind es gewohnt, zwischendurch immer wieder zu naschen. Wir essen nebenbei. Unsere Gedanken sind mit anderem beschäftigt.

Durch achtsames Essen lernst du langsamer und entspannter zu essen. Du beginnst wieder auf deinen Körper zu hören. Du fragst dich, ob du hungrig bist und welche Lebensmittel dein Körper braucht. So lernst du, bewusster einzukaufen und auf Qualität zu achten. Wenn du dein Essen mit all deinen Sinnen verspeist, speichert dein Unterbewusstsein neue Esserfahrungen ab, die dir helfen, alte Essgewohnheiten aufzugeben.

Nimm dir Zeit für dein Essen und dein Körper wird es dir danken.

Wie beschreibst du dein Essverhalten? Überlege in der kommenden Woche, wie du achtsamer essen kannst. Spüre selbst, was dir guttut! Übe neues Essverhalten!

ENTSPANNUNG – IN DEN KÖRPER HINEINLÄCHELN

In diesem Buch beschäftigen wir uns viel mit der Veränderung unseres Körpers, die wir uns wünschen. Das ist gut so. Wir sollen aber auch bedenken, wie lange wir nun schon mit unserem Körper leben und dass es sinnvoll ist, ihn als Freund anzunehmen. Einen Freund, den man schätzt und liebt. Frustration, Enttäuschung, Ärger schwächen deine Energie. Annahme, Wohlwollen und Liebe stärken deinen Körper und bringen dir positive Energie.

Mit dieser Entspannungsübung liebkost du deinen Körper. Du schenkst ihm dein Vertrauen und deine Wertschätzung. Du lächelst tief in dich hinein. Du atmest, um in die Entspannung zu kommen, und konzentrierst dich dann, deine Gesichtsmuskeln zu entspannen. Dein Lächeln entsteht und du spürst, wie das Lächeln mit dem Atem durch jede Zelle deines Körpers fließt. Lass dir Zeit und spüre tief in dich hinein. Bald fühlst du dein sanftes Lächeln überall. Genieße diesen Augenblick.

In der folgenden Fantasiereise wendest du diese Übung an.

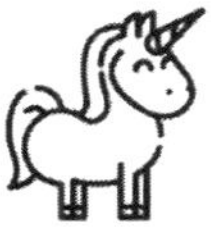

FANTASIEREISE

Dauer circa 10 Minuten.

Mach es dir bequem und schließe deine Augen …

lege deine Arme locker ab …

deine Beine und Füße sind entspannt …

du spürst, wie dein Körper den Boden berührt …

wie angenehm schwer und warm sich das anfühlt … …

du gehst tiefer und tiefer in die Entspannung …

dein Atem vertieft sich immer mehr und mehr …

kurz einatmen, laaaange ausatmen …

einatmen, bis tief in den Bauch hinein …

und ausatmen, aus dem Bauch heraus …

bei jedem Ausatmen lässt du deine Schultern schwerer werden … …

bei jedem Ausatmen spürst du die Entspannung deiner Schultern … …

bei jedem Ausatmen spürst du den Ballast, der von dir abfällt … …

bei jedem Ausatmen spürst du die neue Leichtigkeit in dir … … … …

deine Gesichtszüge entspannen sich …

ein Lächeln erscheint …

dein Lächeln strahlt in den ganzen Körper … …

fühle, wie dein Lächeln jede Zelle deines Körpers durchfließt … … … …

du fühlst dich wohl …

alles ist ganz friedlich und ruhig … …

nun wendest du dich deiner inneren Welt zu und hörst diese Stimme …

erinnere dich, was du über die Achtsamkeit gelesen hast …

achtsam durchs Leben gehen … …

im Hier und Jetzt … …

achtsam essen …

langsam, bewusst und entspannt essen … …

auf den Körper hören … …

dein Essen bewusst auswählen und genießen … …

Geduld üben … …

stell dir vor, wie du morgen eine Mahlzeit einnimmst …

vielleicht das Frühstück …

oder das Mittagessen …

oder Abendessen … … …

stell dir vor, du nimmst dir Zeit, dein Essen achtsam zu verspeisen … … … …

wo genau nimmst du diese Mahlzeit ein? … …

sitzt du bequem? … …

hast du dein Essen selbst zubereitet? … …

hast du auf die Qualität der Nahrungsmittel geachtet? … …

spürst du den Appetit, den du auf dein Essen hast? … …

iss nun langsam in Gedanken dein Gericht … …

was schmeckst du? … …

hast du süß oder scharf gewählt? …

Lass den Geschmack auf der Zunge zergehen … …

genieße jeden Bissen … … … …

bleib bei jedem Bissen mit deinen Gedanken im Jetzt … …

spürst du deine Sättigung? … …

egal, ob der Teller schon leer ist oder nicht …

wenn du satt bist, beende deine Mahlzeit … …

spüre nach, wie angenehm entspannt du dich fühlst … …

und schau dich an, wie du ausschaust … …

wie entspannt deine Gesichtszüge sind … …

alles in dir ist entspannt … …

du spürst dein neues Körpergefühl … …

schlank, fit, in innerer Balance … …

du spürst deinen Körper, wie er genau so ist, wie du ihn haben willst … … …

vielleicht hast du ein paar Kilos weniger … …

vielleicht ist dein Körper straffer … …

spüre es ganz intensiv … … …

spüre die Leichtigkeit in deinem Körper … …

und du sagst dir in Gedanken deine Affirmation … … …

die Worte, die dir Energie geben … …

der Satz der dich aufbaut … …

höre deine Affirmation … … …

nimm wahr, wie sich das anfühlt … … …

alle Gliedmaßen sind ganz leicht … … …

so angenehm … … …

die Freude … …

das Wohlbefinden … …

spüre deinen schlanken, straffen Körper … … …

diese Leichtigkeit ist ein Teil von dir … …

wie leicht du dich bewegst …

wie fit du bist …

du spürst die Energie in dir … … …

fühle, wie schlank und straff dein Körper dank dieser Energie ist … … …

genieße dieses Wohlbefinden … …

freu dich ganz intensiv über dieses neue Gefühl … … …

und lass dich von diesem Gefühl hierher zurückbringen …

ganz sanft nimmst du diesen angenehmen Moment mit … …

fühle die Entspannung und die wohlige Wärme … …

und beginne langsam, dich zu bewegen …

du öffnest und schließt deine Hände …

bewegst deine Füße …

reckst und streckst deine Arme und Beine … …

atme tief durch … …

und komm mit einem tiefen Atemzug hierher zurück …

öffne deine Augen …

du bist hellwach und erfrischt …

WAS DU TÄGLICH FÜR DICH TUN KANNST:

- **Nimm dir täglich Zeit für dich!**

- **Schreibe jeden Tag** über deine Gefühle, Erfahrungen und Erfolge! Notiere, ob du deine neue Essgewohnheit umgesetzt hast und **zusätzlich, wann und wie du achtsam gegessen hast.** Arbeite an deinem Visionboard.

- **Denkst du an deine täglichen Entspannungsübungen?** Kurz einatmen, laaaange ausatmen. Beim Ausatmen die Schultern fallen lassen. Spüre, wie dein ganzer Ballast von dir abfällt und **zusätzlich lächle in jede deiner Körperzellen.**

- **Höre deine Fantasiereise täglich,** so lernt dein Unterbewusstsein Neues.

KAPITEL 6

36. Tag

INNERE BILDER I HERZENSWUNSCH

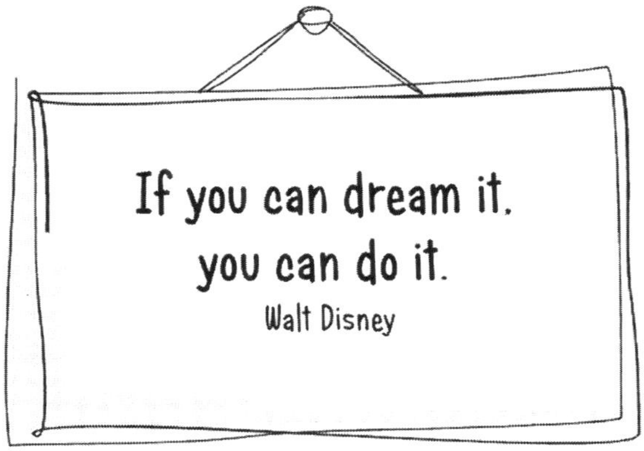

Hallo! *Fühlst du dich wohl? Heute wenden wir uns der Zukunft zu. Du hast ja den Wunsch schlanker zu sein und dein Gewicht dauerhaft zu halten. Wir beleuchten deinen Wunsch und deswegen wird in diesem Kapitel die Fantasiereise schon in der Mitte des Kapitels sein. Du lernst dich besser kennen und stellst so die Weichen zu Freude, Wohlbefinden und Glück.*

In diesem Kapitel erkläre ich, wie uns Visionen beflügeln und warum es wichtig ist, seinen Herzenswunsch zu kennen, der uns motiviert und antreibt. Am Ende des Kapitels beschreibst du genau deinen Herzenswunsch und definierst so dein Ziel.

INNERE BILDER – VISIONEN

Mit unseren Fantasiereisen formen wir in Gedanken unseren gewünschten Endzustand. Du siehst dich so, wie du dir künftig wünscht zu sein und zu leben. Schlank, fit und guter Dinge. Dies ist ein kreativer Prozess. So wie ein Designer siehst du zuerst, wie das „Werkstück" ausschauen soll, bevor du dir überlegst, welche Arbeitsschritte notwendig sind, um daraus Realität entstehen zu lassen. Egal ob in der Kunst oder Wissenschaft – zuerst steht die Vision, dann wird analysiert und daran gearbeitet.

Walt Disney sagte schon: *„If you can dream it, you can do it!"* („Wenn du es träumen kannst, kannst du es auch tun!")

Wir wissen, dass unser Unterbewusstsein Bilder versteht. Deshalb ist es so wichtig, in Bildern zu denken und uns alles im Detail genau vorzustellen. Ähnlich, wie ein Maler, der das fertige Bild vor Beginn des Malens schon vor seinem inneren Auge sieht. Zusätzlich brauchen wir die Entspannung, um in einen besonderen Zustand der Aufmerksamkeit zu kommen. Idealerweise übst du fleißig und kommst nun schon rasch in diese innere Erholung. Um ein Ziel umzusetzen, bedarf es Sehnsucht, Gefühle und Begeisterung. Die Fantasiereisen regen dich an, deine Sehnsüchte, Gefühle und deine Begeisterung zu erleben.

„Wenn Du ein Schiff bauen willst, so trommle nicht Männer zusammen, die Holz beschaffen, Werkzeuge vorbereiten, Holz bearbeiten und zusammenfügen, sondern lehre sie die Sehnsucht nach dem weiten, unendlichen Meer." – dieses Zitat wird dem französischen Schriftsteller Antoine de Saint-Exupéry zugeschrieben. Und so, wie du das Meer vielleicht jetzt vor dir siehst und dies bei dir Sehnsucht auslöst, so ist es wichtig, alle Visionen als klare und deutliche Bilder zukünftig gewollter Zustände zu sehen. Damit motivierst du dich und kannst deine Ziele geradlinig verfolgen und umsetzen.

Deine Vision ist also nicht bloß ein Ziel, sondern die Verbindung von deinem Ziel und deinen Emotionen. Es bewegt und begeistert dich. Darum wirkt es auch so stark, dass es dich in jeder Situation wirklich antreiben kann. Du erkennst, wie wichtig es ist, in den Fantasiereisen besonders intensiv das erwünschte Resultat zu fühlen.

Folgendes Zitat wird dem deutschen Neurobiologen Prof. Gerald Hüther zugeschrieben: *„Die Voraussetzung, um Bilder zu verändern, ist, wenn man beginnt, anders zu denken."*.

Je öfter du dir dein Ziel „in den buntesten Farben" ausmalst, desto besser kann dein Gehirn dieses positive Bild abspeichern. Und je klarer ein Bild in deinem Kopf manifestiert ist, desto besser kannst du dieses gewünschte Bild umsetzen.

WUNSCH – HERZENSWUNSCH

Du liest dieses Buch, weil du den Wunsch hast, ein paar Kilos abzunehmen, um dich in deinem Körper wohler zu fühlen. In diesem Abschnitt frage ich dich: „Ist dies nur ein

Wunsch oder ist es dein Herzenswunsch?". Wünsche hat man viele, aber nur ein Herzenswunsch gibt die nötige Motivation, um sein Ziel mit Engagement zu verfolgen und dauerhaft zu erreichen.

Als Herzenswunsch bezeichnet man einen Wunsch, den man besonders tief im Herzen hat. Ein wichtiger Hinweis darauf, dass es sich um einen Herzenswunsch handelt, ist das Gefühl. Solche Wünsche sind immer mit einem starken Gefühl verbunden.

Du wünschst dir, schlanker zu sein. Ist es aber dein Herzenswunsch? Oder steckt da noch ein anderer Wunsch dahinter? Vielleicht ist dein Wunsch, dein Gewicht zu reduzieren, ein Zwischenschritt zu einem viel tiefer liegenden Wunsch?

In der folgenden Fantasiereise widmen wir uns deinem Herzenswunsch. Anschließend schreibst du alle Gedanken auf, die dir bezüglich deines Herzenswunsches durch den Kopf gegangen sind.

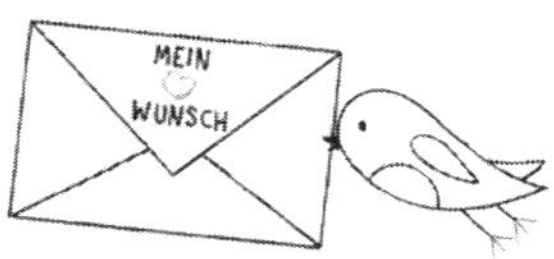

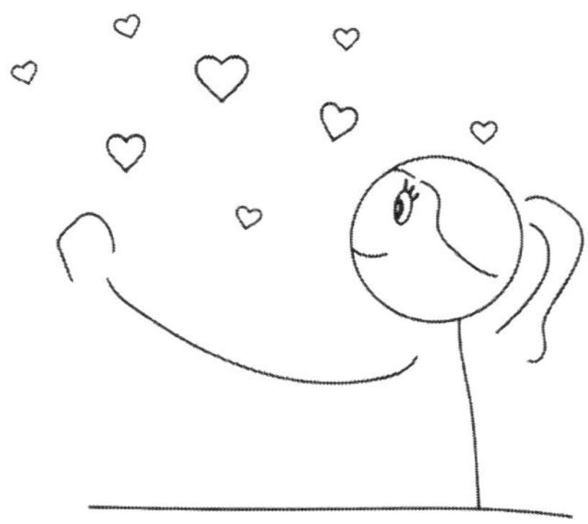

FANTASIEREISE

Dauer circa 11 Minuten.

Mach es dir bequem und schließe deine Augen …

lege deine Arme locker ab …

deine Beine und Füße sind entspannt …

du spürst, wie dein Körper den Boden berührt …

wie angenehm schwer und warm sich das anfühlt … …

du gehst tiefer und tiefer in die Entspannung …

dein Atem vertieft sich immer mehr und mehr …

kurz einatmen, laaaange ausatmen …

einatmen, bis tief in den Bauch hinein …

und ausatmen, aus dem Bauch heraus …

bei jedem Ausatmen lässt du deine Schultern schwerer werden … …

bei jedem Ausatmen spürst du die Entspannung deiner Schultern … …

bei jedem Ausatmen spürst du den Ballast, der von dir abfällt … …

bei jedem Ausatmen spürst du die neue Leichtigkeit in dir … … … …

deine Gesichtszüge entspannen sich …

ein Lächeln erscheint …

dein Lächeln strahlt in den ganzen Körper … …

fühle, wie dein Lächeln jede Zelle deines Körpers durchfließt … … … …

du fühlst dich wohl …

alles ist ganz friedlich und ruhig … …

nun wendest du dich deiner inneren Welt zu und hörst diese Stimme …

stell dir vor, du gehst heute ins Kino … …

die Vorstellung beginnt bald und du betrittst das Kinofoyer … …

du hörst die Stimmen der Menschen um dich herum … …

alle sind fröhlich und entspannt … …

du kaufst dir dein Ticket … …

und machst dich auf den Weg zum Kinosaal … …

du siehst die Plakate um dich herum …

und riechst den Kaffee, der in der Cafeteria gebraut wird …

nun bist du bei deinem Saal angelangt …

du suchst dir deinen Platz und machst es dir bequem …

es wird dunkler im Raum und die Menschen werden ruhig …

der Film beginnt, es ist DEIN Film, der beginnt …

du siehst dich auf der großen Leinwand …

du siehst dein Leben in einem Jahr … … …

alles ist super und es geht dir gut … … …

du hast jeden Stress hinter dir gelassen und dein Leben ist schön … …

du bist schlanker geworden … … …

fühlst dich wohl in deiner neuen Leichtigkeit … …

du genießt dein neues Körpergefühl … …

du spürst die Energie in dir … … …

wo bist du da gerade? … … …

vielleicht in der Natur oder bei Freunden oder deiner Familie? … …

wie ist das Wetter? …

ist die Temperatur angenehm? … …

riechst du etwas? … … …

stell dir vor, wie du aussiehst … … …

wie sind deine Haare? … …

sieh, wie du lächelst … …

wie ist deine Kleidung? … …

und dein ganzes Outfit? … …

was hat sich verändert? … … …

welches Verhalten hast du neu umgesetzt? … … …

vielleicht bewegst du dich mehr … …

oder du hast andere Essgewohnheiten … …

vielleicht isst du achtsamer … …

gehst gelassener mit Stress um … …

gönnst dir mehr Entspannung … …

was auch immer es ist, schau dir an, wie du dabei aussiehst … … …

und dann höre in dich hinein … …

bist du 100 % glücklich? … … …

hat sich dein Herzenswunsch erfüllt? … …

welcher Herzenswunsch ist in Erfüllung gegangen? … …

wie genau beschreibst du deinen Herzenswunsch? … … …

wie fühlt sich das an? … … …

fühlst du die Freude in dir … … …

die Freude in deinem Herzen … … …

schau weiter und erinnere dich auch, was du über Werte gelesen hast … …

die Werte, die dir frische Energie geben … …

passt dein Herzenswunsch zu deinen Werten? … …

zu den Werten, die deine innere Balance stärken? … …

spürst du, wie du in deiner Mitte ruhst? … …

spürst du, wie friedlich und ruhig alles ist? …

wie heiter und froh …

wie leicht und frei …

egal wo du dich befindest, du genießt dieses neue Gefühl …

spüre es ganz intensiv … … …

spüre diese neue Energie in dir … … …

und lass dich von diesem Gefühl hierher zurückbringen …

ganz sanft nimmst du diesen angenehmen Moment mit … …

fühle die Entspannung und die wohlige Wärme … …

und beginne langsam, dich zu bewegen …

du öffnest und schließt deine Hände …

bewegst deine Füße …

reckst und streckst deine Arme und Beine … …

atme tief durch … …

und komm mit einem tiefen Atemzug hierher zurück …

öffne deine Augen …

du bist hellwach und erfrischt …

HERZENSWUNSCH – ZIEL

Hat dir deine Fantasiereise gefallen? Hast du dich ganz glücklich gefühlt? Hast du dich besser kennengelernt?

Beantworte nun schriftlich die Fragen, die du in der Fantasiereise überdacht hast. Bemühe dich so viele Details wie möglich zu deiner Sehnsucht und zu deinem Herzenswunsch zu schreiben. Je ausführlicher, desto besser!

Mein Wunsch:

Ich möchte gerne ein paar Kilos weniger wiegen und mein Wunschgewicht dauerhaft halten.

Meine Sehnsucht hinter dem Wunsch:

Mein Herzenswunsch:

Meine Affirmation: Passt mein Herzenswunsch zu meinen Werten (zu meiner Affirmation) oder möchte ich durch meine neue Erfahrung meine Affirmation umändern?

Du kennst dich nun sehr gut. Du hast herausgefunden, warum du schlanker sein möchtest, indem du deinen Herzenswunsch genau beschrieben hast. Du hast überlegt, ob deine Affirmation und deine Werte mit deinem Herzenswunsch aufeinander abgestimmt sind.

Nun ist es wichtig, dein Ziel genau zu definieren. Zum Beispiel: „Ich nehme drei Kilogramm ab, um mich wohl zu fühlen." Denke bitte daran, dein Ziel positiv, ohne Verneinung und in der Gegenwart zu formulieren.

Mein Ziel:

Bravo! Du hast dein Ziel konkretisiert! Das ist wichtig! Im kommenden Kapitel gehen wir noch viel näher darauf ein. Heute bitte ich dich, dass du dein Ziel auf einen großen Zettel schreibst und es dir auf dein Visionboard klebst oder an den Kühlschrank, an die Wohnungstür oder wo immer es für dich gut sichtbar ist.

WAS DU TÄGLICH FÜR DICH TUN KANNST:

- **Nimm dir täglich Zeit für dich!**

- **Schreibe jeden Tag** über deine Gefühle, Erfahrungen und Erfolge! Notiere, ob du deine neue Essgewohnheit umgesetzt hast und wann und wie du achtsam gegessen hast. Arbeite an deinem Visionboard. **Zusätzlich denkst du immer wieder ganz intensiv an dein Ziel.** Male es dir in den buntesten, schönsten Farben aus.

- **Denkst du an deine täglichen Entspannungsübungen?** Kurz einatmen, laaaange ausatmen. Beim Ausatmen die Schultern fallen lassen. Spüre, wie dein ganzer Ballast von dir abfällt und lächle in jede deiner Körperzellen.

- **Höre deine Fantasiereise täglich,** so lernt dein Unterbewusstsein Neues.

KAPITEL 7

43. Tag

ZIEL I S.M.A.R.T.- FORMEL I ANKERN

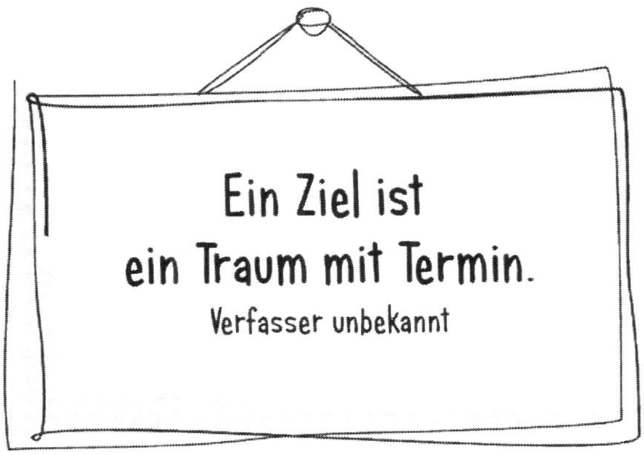

Hallo!

Wie hast du deine Woche verbracht? Nimmst du dir ausreichend Zeit für dich? Übst du fleißig? Hast du dein Ziel schon vor deinem inneren Auge? Innere Bilder entfalten eine große Wirkung und sind dein Garant für ein erfülltes Leben. Ich wünsche dir weiterhin viel Erfolg!

In diesem Kapitel erkläre ich, wieso es so wichtig ist, sein Ziel genau zu definieren. Ich zeige dir Werkzeuge, mit denen du es am besten umsetzt. In der Fantasiereise ankerst du dein Ziel. Was das bedeutet und wie es funktioniert, findest du im Abschnitt weiter unten.

ZIEL

„Ziele sind Aussagen über angestrebte Zustände in der Zukunft, die durch entsprechendes (‚zielorientiertes') intelligentes Verhalten erreicht werden sollen." Dies ist die Definition in Wikipedia.

Ziele aktivieren uns und ermöglichen es, die Richtung geradlinig anzusteuern. Indem wir uns Ziele setzen, bündeln wir unsere Energie und dies gibt uns einen positiven

Anstoß. Wichtig ist, bei der Zielausrichtung im Jetzt zu sein und in der inneren Mitte zu ruhen. Unterbewusstsein und Verstand sind im Einklang.

Wir wissen mittlerweile, dass Aussagen zu Zielen, die nur unser Verstand tätigt, Wünsche bleiben. Solange es innere Widerstände und Blockaden gibt, die aus unseren im Unterbewusstsein abgespeicherten Erfahrungen und Glaubenssätzen entstanden sind, erreicht man sein Ziel nur schwer und nicht dauerhaft. Erst wenn Kopf und Verstand übereinstimmen, können wir Ziele auch nachhaltig umsetzen.

MINDMAP

Zur besseren Veranschaulichung, welche Beweggründe zur Erreichung deines Zieles notwendig sind, habe ich folgende Mindmap entworfen. Eine Mindmap ist eine visuelle Darstellung eines Themengebietes, in diesem Fall deines Zieles.

Diese Mindmap hilft dir, dein Ziel optimal als Ganzes zu erfassen und auf die wichtigen Details zu achten.

Zur Erklärung:

- **In die Mitte** schreibst du dein Ziel, so wie du es im letzten Kapitel herausgefunden und formuliert hast.

- **Voraussetzungen:**

Als nächsten Schritt widmest du dich deinen Voraussetzungen. Voraussetzungen sind Bedingungen, die gegeben sein sollten, um etwas Neues erfolgreich umzusetzen. Stimmen die Voraussetzungen mit dem Ziel überein, ist das Ziel leichter erreichbar.

Hier findest du Beispiele für Voraussetzungen, die dir helfen, dein Ziel tatsächlich zu erreichen: Die Erkenntnis, dass es möglich ist, dieses Ziel zu erreichen, Zweifel über Bord werfen, mit vollem Herzen das Ziel erreichen wollen, Geduld und Ausdauer, Leidenschaft, Sehnsucht und Selbstvertrauen. Du kannst nun herausfinden, ob eines der Beispiele auf dich zutrifft oder du findest deine persönliche Voraussetzung.

- **Umsetzungen:**

Um dein Ziel zu erreichen, ist es wichtig, dass du dir Gedanken machst, was du tust, um dein Ziel tatsächlich zu erreichen. Ein Ziel ist nur erreichbar, wenn du die nötigen Schritte setzt, wenn du ins Tun kommst.

Welche Umsetzungen zur Erreichung deines Zieles kannst du dir vorstellen? Vielleicht nimmst du dir vor, dich mehr zu bewegen oder achtsamer zu essen? Welche Schritte willst du setzen oder setzt du schon?

Jeder findet unterschiedliche Möglichkeiten der Umsetzung, doch alle Umsetzungen haben folgendes gemeinsam:

Die Umsetzung sollte man nicht bewerten. Ohne Bewertung ins Tun kommen hilft, dass aus der Umsetzung Gewohnheit wird. Wenn du dir zum Beispiel vorgenommen hast, statt mit dem Lift zu fahren, die Stufen hochzugehen, dann tue es einfach, ohne darüber nachzudenken. So wird das Treppensteigen bald Gewohnheit, die du nicht mehr missen möchtest.

Wichtig ist auch, Dinge, die man umsetzt, achtsam zu behandeln, um das Hier und Jetzt zu schätzen. Durch unsere Achtsamkeit lernen wir uns besser kennen und können so neue Wege gehen, die von einem Umdenken begleitet werden.

Hast du deine Umsetzungen festgelegt (du kannst sie später immer noch beliebig ergänzen oder ändern), ist es wichtig, dich zu fragen, warum du es umsetzen willst. So spürst du die Sehnsucht deines Herzenswunsches, der dich motiviert.

- **Hilfestellungen:**

Hier machst du dir deine Gedanken, welche Hilfestellungen du brauchst. Hilfestellungen bedeutet Hilfe von Personen, sei es aus der Familie, von Freunden oder Gleichgesinnten, anzunehmen. Es tut gut, über seine Ziele zu sprechen, und so ergeben sich auch oft Synergien.

Darüber hinaus gibt es Hilfsinstrumente, wie zum Beispiel das Aufschreiben. Sein Ziel bis ins kleinste Detail möglichst farbig niederzuschreiben, hilft, es sich einzuprägen. Probier es aus! Eine gute Methode ist auch die Gestaltung des Visionboards, das du vielleicht schon hast und ergänzen willst. So behältst du dein Ziel immer im Auge und steuerst es geradlinig an.

- **Vorteile:**

Über die Vorteile deines Zieles genau Bescheid zu wissen und diese immer wieder vor Augen zu führen, ist von Bedeutung. Die Vorteile herauszufiltern und schriftlich festzuhalten, motiviert und hilft Umwege zur Zielerreichung zu vermeiden.

Visionen helfen, all diese Vorteile zu sehen und herauszufinden, welche Gefühle dieses visionäre Bild erzeugt. Unsere Gefühle in Bezug zu unserem Ziel zu verstehen, ist wichtig, da ein Ziel nur in Verbindung mit starken Emotionen erfolgreich umgesetzt werden kann.

Um unsere Visionen in unserem Unterbewusstsein zu verankern, ist es notwendig unsere Ziele so oft und detailreich wie möglich wachzurufen. Je klarer du dein Ziel bildlich abgespeichert hast, desto besser kann dein Gehirn dieses gewünschte Bild umsetzen. Dabei helfen dir die Fantasiereisen.

Betrachte deine Vorteile und spüre in dich hinein, wie wichtig es dir ist, dein Ziel zu erreichen, und welche Gefühle dich dabei begleiten.

Hier findest du die Mindmap. Nimm dir Zeit, lass dein Herz sprechen und halte all deine Gedanken schriftlich fest. Vielleicht verwendest du ein größeres Blatt Papier, das du dann ausgefüllt auf dein Visionboard hängst?

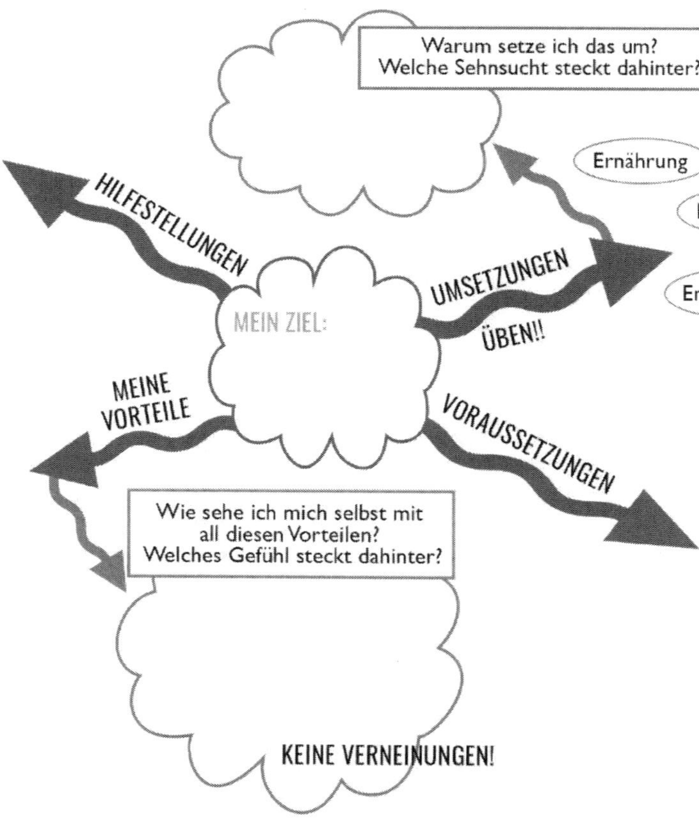

Du möchtest die Mindmap ausdrucken? Den Link zum Download dieser Grafik findest du auf www.wohldenken.at und klicke auf „Downloads".

S.M.A.R.T.-FORMEL

SMART mit Punkten getrennt kann nur eines bedeuten: Jeder Buchstabe steht für die Abkürzung eines Wortes. Richtig! Die S.M.A.R.T-Formel wird nicht nur im Mentaltraining, sondern auch im Neuro-Linguistischen Programmieren gerne angewendet, um Ziele zu definieren und genau zu bestimmen. Die S.M.A.R.T-Formel finde ich sehr zielführend, da sie auf die wirklich wichtigen Punkte eingeht, die es bei einer Zielsetzung zu beachten gibt. Besonders gefällt mir, dass die Zielerreichung terminisiert wird. Du wirst sehen, wie dich das anspornt!

Der Name SMART steht für die fünf Kriterien, die wichtig sind, Ziele zu definieren.

- **Spezifisch:** Wie formulierst du dein Ziel konkret und unmissverständlich?

Der Punkt ist für dich leicht umzusetzen, da du deine Zielformulierung schon im letzten Kapitel gefunden hast.

- **Messbar:** Woran kannst du deine Zielerreichung messen?

Um im Nachhinein eindeutig feststellen zu können, ob du dein Ziel erreicht hast, ist es notwendig, eine messbare Größe festzulegen. Beim Thema Abnehmen, wohler fühlen, kannst du dein Wunschgewicht angeben, auch die Kleidergröße, die du gerne tragen möchtest oder ein bestimmtes Kleidungsstück, das dich jetzt zwickt und das wieder perfekt passen soll. Vielleicht hast du aber auch eine ganz andere Idee!

- **Attraktiv:** Was macht dein Ziel attraktiv für dich?

Hier ist es wichtig, die Vorteile aus der Mindmap in Erinnerung zu rufen. Fühle die Sehnsucht und das Gefühl, die dich motivieren und bewegen.

- **Realistisch:** Fordert oder überfordert dich dein Ziel?

Ziele zu erreichen können herausfordern, sollen aber auch machbar sein. Oft liegt in unserer Zielsetzung zu viel Ehrgeiz oder Utopie. Unrealistische Ziele führen zu Frustration und scheitern letztendlich. Überlege dabei genau, ob dein Ziel realistisch ist. Frage dich, warum du der Meinung bist, dass dein Ziel wirklichkeitsnah ist.

- **Terminisiert:** Zu welchen konkreten Zeitpunkt hast du dein Ziel erreicht?

Dein Ziel zu terminisieren ist notwendig. Sich selbst einen Termin zu setzen, spornt an. So wird nichts verschoben und du kommst rascher ins Tun. Überlege genau und denke auch da realistisch.

Hier findest du deinen Ausfüllbogen:

Spezifisch: *Wie formuliere ich mein Ziel konkret und unmissverständlich?*

Messbar: *Woran kann ich meine Zielerreichung messen?*

Attraktiv: *Was macht mein Ziel attraktiv? Akzeptieren Kopf und Bauch mein Ziel?*

Realistisch: *Fordert oder überfordert mich mein Ziel? Wie kann ich mein Ziel durch mein Verhalten aktiv beeinflussen?*

Terminisiert: *Zu welchem konkreten Zeitpunkt habe ich mein Ziel erreicht?*

Fertig mit dem Ausfüllen? Perfekt!

Nun bitte ich dich, deine Antworten in zwei oder drei Sätzen zusammenzufassen. Dafür gebe ich dir ein Beispiel: „Mein Ziel ist es, dass mir zu meinem Geburtstag mein geblümtes Kleid wieder passt. Ich finde mich in dem Kleid sehr attraktiv und möchte mich wieder rundum wohlfühlen. Ich finde mein Ziel realistisch, weil ich zum Abnehmen ausreichend Zeit eingeplant habe."

Schreibe hier deine persönliche Zusammenfassung auf:

Sehr gut! Merke dir deine Zielsetzung genau, in der Fantasiereise wenden wir unsere Gedanken ganz dem Ziel zu und werden diese „verankern".

ANKERN

Das Ankern ist eine Methode, um sich gute Gefühle in Erinnerung zu rufen. Dabei geht man von der Annahme aus, dass jede einmal gemachte Erfahrung im Nervensystem als Kombination sinnesspezifischer Informationen abgespeichert ist. Es ist die Verknüpfung eines äußeren Reizes mit einem bestimmten inneren Erleben.

Du kannst es dir so vorstellen: Du hörst im Radio ein Lied, das dich an deine erste große Liebe erinnert. Du spürst plötzlich dieses angenehme Gefühl und wirst ganz froh. Vielleicht beginnst du zu lächeln. Dieses Lied ist dein Anker zu diesem Gefühl.

Ankern kannst du mit jedem deiner Sinne. Vielleicht riechst du einen Apfelstrudel und denkst an deine Oma. Oder du siehst eine Kuh und du erinnerst dich an deinen Urlaub in den Bergen. Dies sind unbewusste Anker, die wir immer wieder setzen.

Ankern zu verstehen ist aber auch wichtig, um zu erkennen, warum es oft schwer ist, Essgewohnheiten zu verändern. Wenn es stressig wird, bist du es vielleicht gewohnt, die Schokoladenlade zu öffnen. Oder mit dem Einschalten des Fernsehers sagt dir dein Unterbewusstsein: „Her mit der Chipstüte, wir wollen uns wohlfühlen!" Das zu verstehen, zu beobachten, wann und warum du gerade jetzt eine unliebsame Gewohnheit durchführst, ist sehr wichtig, um gegensteuern zu können. Du könntest zum Beispiel die Schokoladenlade umfunktionieren und eine „Besonders-schöne-Foto-Lade“ kreieren, und du könntest Chips aus deiner Wohnung verbannen und dir einen bewusst liebevoll dekorierten Obstteller zum Fernseher stellen.

Anfangs wirst du ein sehnsüchtiges Ziehen nach den ursprünglichen Gewohnheiten verspüren. Da du verstehst, warum das so ist, vergeht das schnell und eine neue gesunde Gewohnheit ist entstanden. Versuch es!

Im Mentaltraining möchten wir auch bewusst einen Anker setzen. Einen Anker, der dir hilft, das schöne Gefühl, das du in deiner Fantasiereise erlebst, auch im Alltag abzurufen. Auch hier ist es sinnvoll, die Fantasiereise öfter zu hören und den Anker für dasselbe Gefühl immer an derselben Stelle wieder zu setzen, bis du deine Routine gefunden hast.

In der folgenden Fantasiereise kannst du nun deinen Anker setzen. Du hörst die Fantasiereise wie du es schon gewohnt bist und fühlst, wie angenehm es ist, wenn du dich in deinen Körper wohl fühlst. Du intensivierst dieses Gefühl und hörst dann die Stimme, die dich bittet, deinen Anker zu setzen.

Bevor du mit der Fantasiereise beginnst, überlege bitte, wie du deinen Anker setzen möchtest. In diesem Fall ist es eine Kombination von deinen Gefühlen und einem äußeren Reiz, indem du auf eine bestimmte Körperstelle drückst. Du kannst zum Beispiel Daumen und Zeigefinger stark zusammendrücken oder dir in den Unterarm kneifen. Vielleicht hast du eine ganz andere Idee?

Alles klar? Dann wünsche ich dir viel Freude mit der folgenden Fantasiereise!

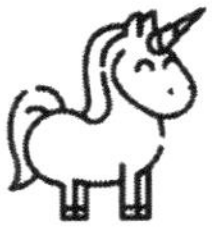

FANTASIEREISE

Dauer circa 7-8 Minuten.

Mach es dir bequem und schließe deine Augen …

lege deine Arme locker ab …

deine Beine und Füße sind entspannt …

du spürst, wie dein Körper den Boden berührt …

wie angenehm schwer und warm sich das anfühlt … …

du gehst tiefer und tiefer in die Entspannung …

dein Atem vertieft sich immer mehr und mehr …

kurz einatmen, laaaange ausatmen …

einatmen, bis tief in den Bauch hinein …

und ausatmen, aus dem Bauch heraus …

bei jedem Ausatmen lässt du deine Schultern schwerer werden … …

bei jedem Ausatmen spürst du die Entspannung deiner Schultern … …

bei jedem Ausatmen spürst du den Ballast, der von dir abfällt … …

bei jedem Ausatmen spürst du die neue Leichtigkeit in dir … … … …

deine Gesichtszüge entspannen sich …

ein Lächeln erscheint …

dein Lächeln strahlt in den ganzen Körper … …

fühle, wie dein Lächeln jede Zelle deines Körpers durchfließt … … … …

du fühlst dich wohl …

alles ist ganz friedlich und ruhig … …

nun wendest du dich deiner inneren Welt zu und hörst diese Stimme …

erinnere dich an dein Ziel, das du für dich entwickelt hast … …

sieh dich selbst von außen, wie auf einer großen Kinoleinwand … …

sieh, wie du dein Ziel erreicht hast … …

und fühle dich in dieses Bild hinein … …

bist du schlanker? … …

straffer? … …

wie ist deine Körperhaltung? … …

selbstbewusster? …

freier? …

glücklicher? …

was hat sich verändert? … …

was hast du verändert? … …

welches neue Verhalten hast du in dein Leben eingebunden? … …

und betrachte dich, wie du dein neues Verhalten umsetzt … … …

vielleicht siehst du, wie du dich mehr bewegst …

oder andere Essgewohnheiten hast …

mehr Wasser trinkst …

gelassen mit Stress umgehst …

was auch immer es ist, schau dir an, wie leicht du dein neues Verhalten umsetzt … … …

und dann höre, was du in Gedanken zu dir selbst sagst, jetzt, wo du dein Ziel erreicht hast … …

was genau sagst du? … …

spüre die Veränderung in deinem Körper … …

spüre die Freude in dir, dein Ziel erreicht zu haben … …

lass dieses Gefühl jetzt noch stärker werden … … …

riechst du etwas, das zu deinem Zielbild gehört? … …

hörst du etwas? … …

fühle dich ganz intensiv in dein Zielbild hinein … …

nimm wahr, wie wohl du dich fühlst … …

unheimlich wohl … …

steigere dieses Gefühl noch mehr … … …

es ist ein großartiges Gefühl … …

deine Freude darüber ist grenzenlos … …

und wenn du so weit bist, setzt du deinen persönlichen Anker ...

den Anker, den du in jeder Situation zur Hilfe nehmen kannst, um dieses großartige Gefühl abzurufen ...

Setz deinen Anker jetzt ... ...

und lass dich von diesem Gefühl hierher zurückbringen ...

ganz sanft nimmst du diesen angenehmen Moment mit ... ...

fühle die Entspannung und die wohlige Wärme ... ...

und beginne langsam, dich zu bewegen ...

du öffnest und schließt deine Hände ...

bewegst deine Füße ...

reckst und streckst deine Arme und Beine ... ...

atme tief durch ... ...

und komm mit einem tiefen Atemzug hierher zurück ...

öffne deine Augen ...

du bist hellwach und erfrischt ...

WAS DU TÄGLICH FÜR DICH TUN KANNST:

- **Nimm dir täglich Zeit für dich!**

- **Schreibe jeden Tag** über deine Gefühle, Erfahrungen und Erfolge! Notiere, ob du deine neue Essgewohnheit umgesetzt hast und wann und wie du achtsam gegessen hast. Arbeite an deinem Visionboard. Denke immer wieder ganz intensiv an dein Ziel und **fühle zusätzlich immer wieder die Sehnsucht in dir, dein Ziel zu erreichen.**

- **Denkst du an deine täglichen Entspannungsübungen?** Kurz einatmen, laaaange ausatmen. Beim Ausatmen die Schultern fallen lassen. Spüre, wie dein ganzer Ballast von dir abfällt und lächle in jede deiner Körperzellen.

- **Höre deine Fantasiereise täglich,** so lernt dein Unterbewusstsein Neues. **Spüre zusätzlich immer wieder nach, wie dein persönlicher Anker sich verinnerlicht.**

KAPITEL 8

50. Tag

ZWISCHENSCHRITTE I MEIN NÄCHSTER SCHRITT I DANKBARKEIT

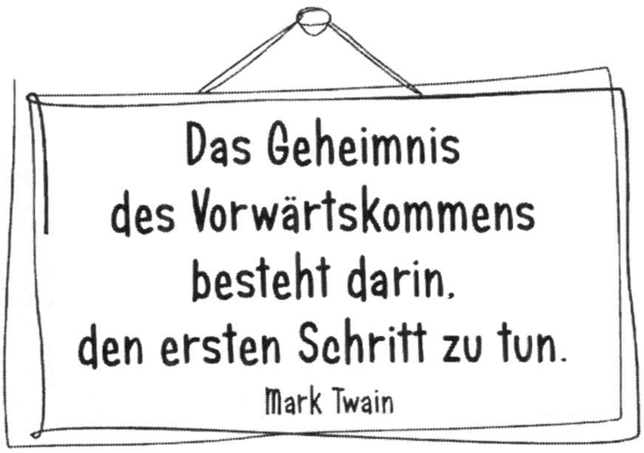
Das Geheimnis
des Vorwärtskommens
besteht darin,
den ersten Schritt zu tun.
Mark Twain

Hallo!

50 Tage sind vergangen! Wow – du bist bei der Sache! Du hast Mut, Ausdauer und Zielstrebigkeit. Ich gratuliere! Sei stolz auf dich, du erreichst dein Ziel bestimmt!

In diesem Kapitel erkläre ich, warum du Zwischenschritte setzen sollst und was Meilensteine in diesem Buch verloren haben. Wir überlegen, warum Dankbarkeit so wichtig ist und du wendest Dankbarkeit gleich in deiner Fantasiereise an.

ZWISCHENSCHRITTE

Vor dem Erreichen eines großen Zieles liegen viele kleine Schritte. Zwischenziele sind genauso wichtig wie das große Ganze. Sie werden geplant und helfen uns auf unserem Weg zum Ziel.

Zwischenschritte machen es für dich leichter und klarer deinen Weg weiter zu verfolgen. Sie motivieren dazu, nach dem Erreichen eines Zwischenzieles den nächsten Schritt zu setzen, immer mit Blick auf das Endziel. Ein erfolgreich erreichtes Zwischenziel gehört gewürdigt. Überlege, wie du es feiern willst! Das motiviert dich!

Wenn du eine Torte nach Rezept bäckst, dann hast du viele kleine Schritte zu erledigen. Du erlebst einen Meilenstein, wenn der Teig richtig schön aufgegangen ist, und erreichst schließlich dein Ziel: die fertige Torte.

Du hast richtig gehört: Auch Meilensteine verhelfen dir, dein Ziel zu erreichen. Meilensteine sind Momente, in denen du bemerkst, dass du einen gewaltigen Schritt vorangekommen bist. Vielleicht beobachtest du, dass du neue Gewohnheiten verinnerlicht hast oder du steigst eines Tages auf die Waage und die Zahl am Anfang ist eine Nummer kleiner? Viele Möglichkeiten gibt es. Im Hier und Jetzt nimmst du sie am besten wahr.

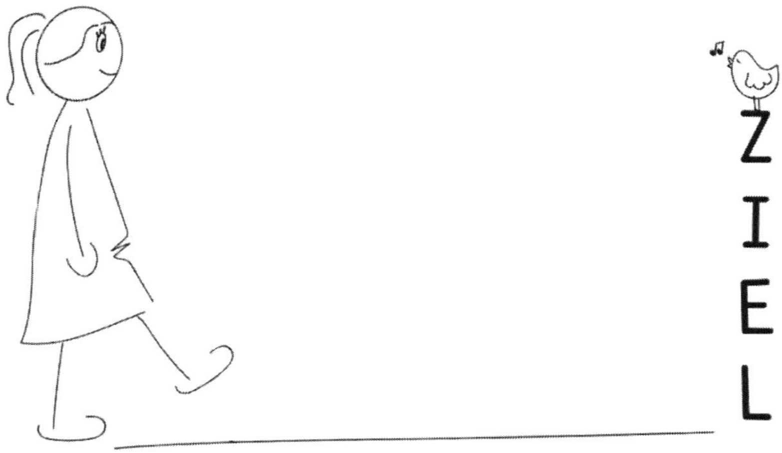

WIE LEGST DU ZWISCHENSCHRITTE FEST?

Besonders Ziele, die eindeutig messbar sind, kann man einfach in Zwischenschritte aufteilen. Wichtig ist, das Zwischenziel konkret zu benennen, einen Anfangs- und Endtermin festzulegen und sich die Vorteile bewusst machen. Du wirst bemerken, wie dich das motiviert!

Ich bitte dich nun, auf einen Zettel „Ziel erreicht" zu schreiben. Nun suchst du dir einen Platz in deinem Zimmer und legst den Zettel einige Meter vor dir auf den Boden.

Du kehrst zurück zu deiner Ausgangsposition und entspannst dich. Du spürst die Ruhe und siehst dein Ziel einige Meter von dir entfernt in Form des Zettels am Boden.

Stell dir vor, du stehst am Anfang deines neuen Weges, du bist aber schon ein Stück weitergegangen. Zum Beispiel indem du dieses Buch liest und deine Übungen und Fantasiereisen machst.

Überlege nun, wo du jetzt stehst. Wo genau befindest du dich auf deinem Weg zum Ziel? Entspanne dich und spüre intuitiv in dich hinein. Stell dich jetzt an die Stelle, die deiner Meinung nach der richtige Platz ist, um deinen Fortschritt zu markieren. Wie fühlt sich das an? Freust du dich schon ein Stück des neuen Weges gegangen zu sein? Nimm wahr, wie zufrieden du mit dir bist!

Und nun mach einen weiteren Schritt vorwärts. Dies ist dein nächster Schritt. Dein nächster Schritt, um dein Ziel geradlinig zu erreichen. Wie gestaltest du ihn? Dein neuer Vorsatz sollte im Zeitraum einer Woche umgesetzt werden. Überlege dir all die Dinge, wie du deine kommende Woche gestaltest, um deinem Ziel näher zu kommen. Du kannst Neues hinzufügen oder Altbewährtes weiterführen. Wichtig ist, dein Endziel für diesen Schritt zu benennen.

Fühle tief in deinem Inneren, dass dein Vorhaben sich richtig anfühlt, dass Vernunft und Unterbewusstsein den gleichen Weg gehen wollen. Denke darüber nach, ob dein nächster Schritt tatsächlich machbar erscheint. Wenn du nicht sicher bist, wähle einen kleineren Schritt, denn es ist wichtig, dass du dein Zwischenziel erreichst. Das motiviert dich und spornt dich an, deinen darauffolgenden Schritt zügig und mit Freude weiterzuführen. Stell dir einfach vor, wie sehr du dich freust, wieder einen Zwischenschritt erreicht zu haben.

Bist du zufrieden mit deinem Ergebnis? Bravo! Dann findest du weiter unten deinen Weg zum Zwischenschritt als Bild zum Ausfüllen. So erkennst du, ob du alles bedacht hast, was für die Realisierung deines Schrittes notwendig ist.

Beginne unten im Feld bei den Fußabdrücken. Beschreibe deinen nächsten Schritt. Überlege, wann du beginnst, denk an deine Vorteile, aber auch an mögliche Hindernisse. Mal dir aus, wie du dich motivierst und welche Unterstützung du annehmen willst. Definiere den Tag, an dem du dein Zwischenziel überprüfen wirst, und wie du dein Zwischenziel erkennst.

Wie feierst du dein Zwischenziel? Mach dir selbst eine Freude und fühl dich wohl! Das hilft und inspiriert dich den nächsten Schritt zu planen und vorwärtszugehen.

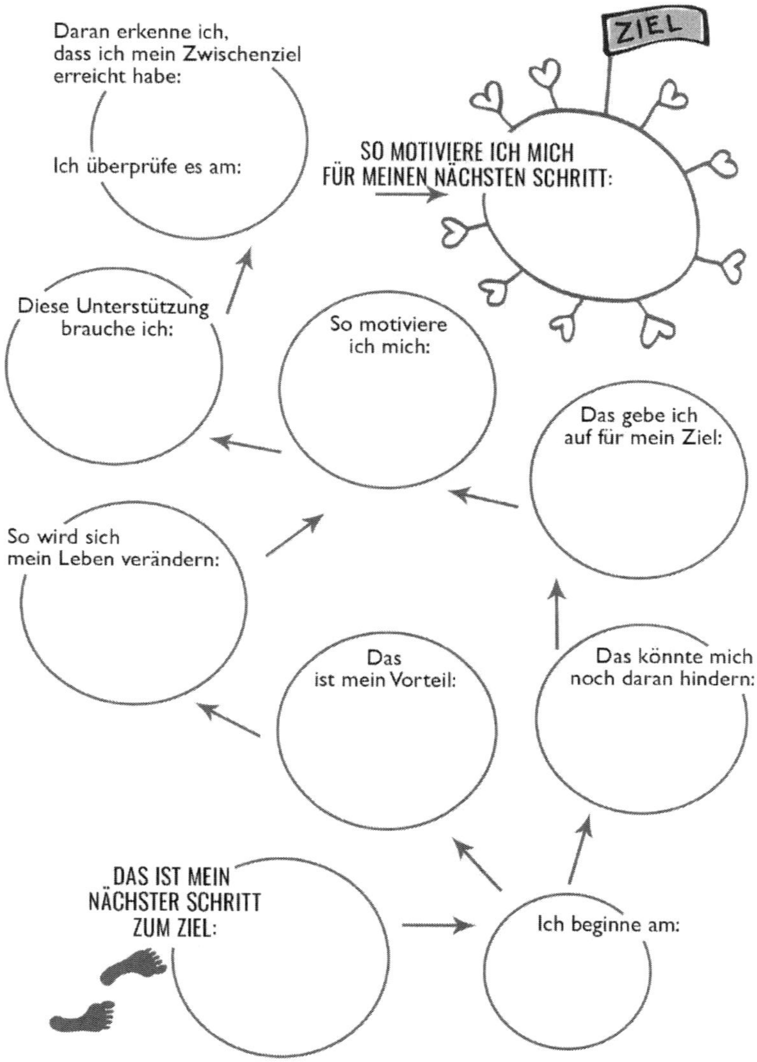

Du möchtest die Grafik ausdrucken? Den Link zum Download findest du auf www.wohldenken.at und klicke auf „Downloads".

Alles ausgefüllt? Hervorragend! Nun kannst du losstarten! Nimm als Werkzeug die kommende Fantasiereise, deinen gesetzten Anker und deine Vision, um mit viel Energie dein Ziel zu verfolgen.

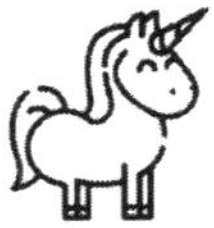

DANKBARKEIT

Was hat Dankbarkeit mit Entspannung zu tun? Immerhin schreibe ich ja über Dankbarkeit im „Entspannungsabsatz". Nun Dankbarkeit zu fühlen, macht uns glücklich und somit auch entspannter. Außerdem werden wir Dankbarkeit in der folgenden Fantasiereise erleben und deshalb habe ich diesen Platz im Buch für Dankbarkeit ausgewählt.

Hast du dir schon einmal Gedanken über Dankbarkeit gemacht? Bist du ein dankbarer Mensch? Dankbarkeit bringt uns ein wahres Füllhorn an Vorteilen und hilft uns außerdem, Ziele erfolgreich zu erreichen.

Dankbarkeit zu fühlen, gibt uns positive Energie.

Dies wurde in verschiedenen Studien bewiesen. Robert A. Emmons, ein amerikanischer Psychologe, hat sich mit diesem Thema beschäftigt. In einer Versuchsgruppe teilte er die Teilnehmer in drei Gruppen. Zehn Wochen lang schrieb jeweils eine Gruppe abends über die fünf Ärgernisse des Tages, die zweite Gruppe über die fünf wichtigsten Dinge des Tages und die dritte Gruppe über fünf Erlebnisse, für die sie dankbar waren.

Errätst du es schon? Die Teilnehmer der Gruppe, die sich dankbar an das Gute erinnert haben, waren zufriedener und optimistischer. Auch gesundheitlich ging es ihnen besser als den Vergleichsgruppen.

In einer anderen Studie wurden die Probanden in zwei Gruppen eingeteilt. Eine Gruppe schrieb dreimal wöchentlich über die Dinge, für die sie die letzten Tage dankbar waren. Die zweite Gruppe schrieb einmal wöchentlich, immer sonntags, einen Wochenüberblick über die Momente, die sie dankbar machten.

Das Überraschende ist, dass die Gruppe, die einmal wöchentlich eine Wochenrückschau hielt, nachhaltig und langfristig glücklicher war.

Ein wöchentliches Dankbarkeitstagebuch zu führen, macht uns langfristig glücklicher.

Dankbarkeit zu fühlen, erzeugt in uns eine Art Magnetismus. Wir erkennen, dass vieles in unserem Leben ein Geschenk ist, das es wert ist, zu achten. Dankbarkeit hat auch viel mit Achtsamkeit zu tun. Indem wir uns auf Dinge konzentrieren, die uns dankbar machen, achten wir auch besser auf uns und unser Leben. Wir leben mehr im Hier und Jetzt und sehen auch die kleinen Freuden des Alltags.

Denke an etwas, das dich in den letzten Tagen gefreut hat, das dich dankbar sein lässt, und beobachte, wie du dich entspannst. Vielleicht lächelst du sogar? Fühle, wie dein Herz aufgeht!

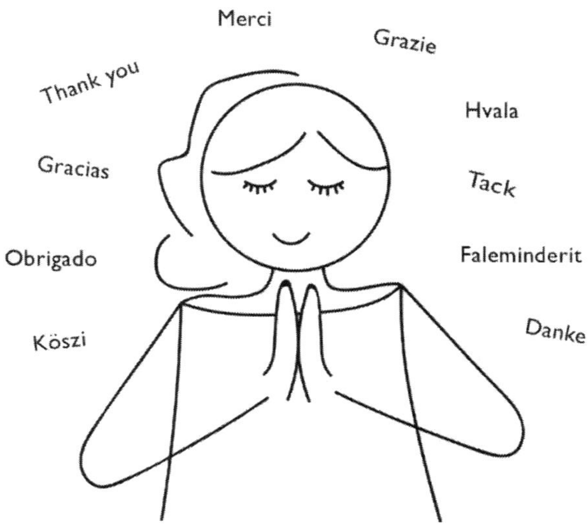

Dankbarkeit kann noch mehr!

Im Mentaltraining wird Dankbarkeit auch dazu genutzt, Ziele, die man sich setzt, mit Dankbarkeit zu unterstützen. Mittels Visionen, die wir in den Fantasiereisen anwenden, sehen wir innere Bilder unseres angestrebten Zieles. Wir fühlen mit allen Sinnen unser erfolgreich erreichtes Endziel, wir spüren die Freude über das Erreichte und bedanken uns dafür.

Dabei passiert noch mehr in dir: Das Gefühl der Dankbarkeit in Verbindung mit dem in Gedanken bereits Erreichten bewirkt, dass dein Unterbewusstsein das Erreichte bereits als real betrachtet. Dieses Gefühl der inneren Dankbarkeit für das Erreichen eines bestimmten Zieles soll wiederholt wachgerufen werden.

Ist das Ziel realistisch, steht der Realisierung nichts mehr im Wege. Dein Wunsch, dein angestrebtes Ziel, geht in die Erfüllung.

Die folgende Fantasiereise wird dich zur Dankbarkeit führen.

FANTASIEREISE

Dauer circa 10-11 Minuten.

Mach es dir bequem und schließe deine Augen …

lege deine Arme locker ab …

deine Beine und Füße sind entspannt …

du spürst, wie dein Körper den Boden berührt …

wie angenehm schwer und warm sich das anfühlt … …

du gehst tiefer und tiefer in die Entspannung …

dein Atem vertieft sich immer mehr und mehr …

kurz einatmen, laaaange ausatmen …

einatmen, bis tief in den Bauch hinein …

und ausatmen, aus dem Bauch heraus …

bei jedem Ausatmen lässt du deine Schultern schwerer werden … …

bei jedem Ausatmen spürst du die Entspannung deiner Schultern … …

bei jedem Ausatmen spürst du den Ballast, der von dir abfällt … …

bei jedem Ausatmen spürst du die neue Leichtigkeit in dir … … … …

deine Gesichtszüge entspannen sich …

ein Lächeln erscheint …

dein Lächeln strahlt in den ganzen Körper … …

fühle, wie dein Lächeln jede Zelle deines Körpers durchfließt … … … …

du fühlst dich wohl …

alles ist ganz friedlich und ruhig … …

nun wendest du dich deiner inneren Welt zu und hörst diese Stimme …

erinnere dich an dein Ziel, das du für dich entwickelt hast … …

wie hast du dein Ziel formuliert … …

sprich es in Gedanken … … … …

hörst du deine Worte? … … …

und nun denke an den nächsten Schritt, den du für dich beschlossen hast zu gehen … …

welchen nächsten Schritt hast du dir vorgenommen? … … … …

wann beginnst du mit deiner Umsetzung des nächsten Schrittes? … …

vielleicht gleich innerhalb der kommenden 24 Stunden? … … …

wo siehst du deinen Vorteil, über den du nachgedacht hast? … … …

und was wird sich in deinem Leben verändern? … … … …

gibt es etwas, das dich noch hindert? … … …

gibt es etwas, das du für dein Ziel aufgeben wirst? … … …

denk daran, wie viel wohler du dich danach fühlst … …

denke an dein erfolgreich erreichtes Ziel … … … …

dies motiviert dich und gibt dir Energie … … …

überlege, welche Unterstützung du für dich annehmen willst? … … …

und sieh dich selbst, wie du dein Zwischenziel erreicht hast … … … …

dieser schöne Moment zu sehen, wie du es geschafft hast … …

wie du die Etappe erfolgreich abgeschlossen hast … …

genieße diese Freude … … … …

und schau dich an, wie du ausschaust … …

wie entspannt deine Gesichtszüge sind … …

alles in dir ist entspannt … …

du spürst dein neues Körpergefühl … …

schlank, fit, in innerer Balance … …

spüre es ganz intensiv … … …

spüre die Leichtigkeit in deinem Körper … …

und du sagst dir in Gedanken deine Affirmation … … … …

die Worte, die dir Energie geben … …

der Satz der dich aufbaut … …

höre deine Affirmation … … …

nimm wahr, wie sich das anfühlt … … …

alle Gliedmaßen sind ganz leicht … … …

so angenehm … … …

die Freude …

das Wohlbefinden …

diese Leichtigkeit ist ein Teil von dir … …

wie leicht du dich bewegst …

wie fit du bist …

du spürst die Energie in dir … … …

fühle, wie schlank und straff dein Körper dank dieser Energie ist … … …

genieße dieses Wohlbefinden … …

freu dich ganz intensiv über dieses neue Gefühl … …

über diese neue Erfahrung … … … …

und das macht dich dankbar … …

dankbar, dass es dir so gut geht … …

dankbar, dass du es geschafft hast … …

fühle diese Dankbarkeit in dir … … … …

es ist ein großartiges Gefühl … …

deine Freude darüber ist grenzenlos … … … …

beende für heute deine Reise, mit dem Wissen, dass du alles schaffst … … …

lass dich von diesem Gefühl hierher zurückbringen …

ganz sanft nimmst du diesen angenehmen Moment mit … …

fühle die Entspannung und die wohlige Wärme … …

und beginne langsam, dich zu bewegen …

du öffnest und schließt deine Hände …

bewegst deine Füße …

reckst und streckst deine Arme und Beine … …

atme tief durch … …

und komm mit einem tiefen Atemzug hierher zurück …

öffne deine Augen …

du bist hellwach und erfrischt …

WAS DU TÄGLICH FÜR DICH TUN KANNST:

• **Nimm dir täglich Zeit für dich!**

• **Schreibe jeden Tag** über deine Gefühle, Erfahrungen und Erfolge! Notiere, ob du deine neue Essgewohnheit umgesetzt hast und wann und wie du achtsam gegessen hast. Arbeite an deinem Visionboard. Denke immer wieder ganz intensiv an dein Ziel und fühle immer wieder die Sehnsucht in dir, dein Ziel zu erreichen.

• **Denkst du an deine täglichen Entspannungsübungen?** Kurz einatmen, laaaange ausatmen. Beim Ausatmen die Schultern fallen lassen. Spüre, wie dein ganzer Ballast von dir abfällt und lächle in jede deiner Körperzellen.

• **Höre deine Fantasiereise täglich,** so lernt dein Unterbewusstsein Neues. Spüre auch immer wieder nach, wie dein persönlicher Anker sich verinnerlicht. Spüre die Freude über dein bereits erreichtes Ziel und **bedanke dich mit vollem Herzen.**

KAPITEL 9

57. Tag

INNERE ANTREIBER I EINSCHRÄNKENDE GLAUBENSSÄTZE

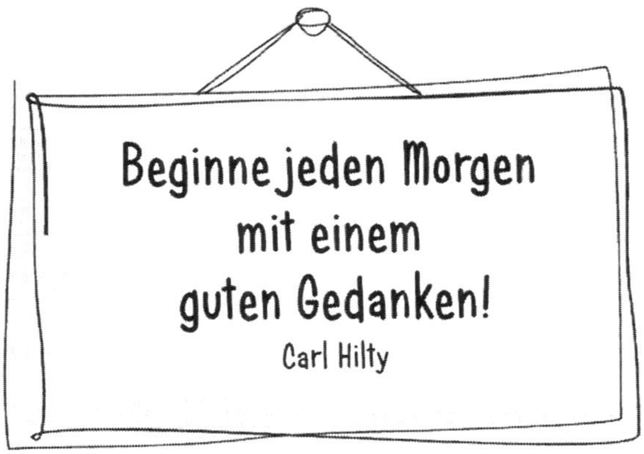

Hallo!

Wie geht es dir? Im vorigen Kapitel haben wir alle Schritte, die zu einer erfolgreichen Zielfindung gehören, besprochen. Heute geht es darum, dass wir uns manchmal entmutigt fühlen und eigentlich nicht wissen, wieso das so ist. Oft stecken unsere inneren Antreiber und/oder negative Glaubenssätze dahinter. Wir wollen sie aufspüren und ins Positive umwandeln. So gestaltest du dein Leben erfolgreich!

In diesem Kapitel erkläre ich die inneren Antreiber und wie sie wirken. Wir besprechen, warum es auch einschränkende Glaubenssätze gibt, und du lernst, wie du diese ins Positive umwandelst. In der Fantasiereise verinnerlichst du deine neuen Erfahrungen.

INNERE ANTREIBER

Mitte des 20. Jahrhunderts hat der amerikanische Psychiater Eric Berne die Transaktionsanalyse entwickelt. Dies ist eine psychologische Theorie der menschlichen Persönlichkeitsstruktur. Das Augenmerk ist auf die Persönlichkeit von Menschen und der Kommunikation zwischen ihnen gerichtet. Dabei hat Eric Berne die

Persönlichkeiten in fünf Hauptgruppen unterteilt. Jede dieser fünf Persönlichkeiten hat ihren inneren Antreiber.

Innere Antreiber sind unsere Motivatoren: Sie steuern unser Denken, Fühlen und Handeln. Innere Antreiber entstehen im Kindesalter. Wir hören die Ermahnungen unserer Eltern, aber auch prägende Lebensumstände und welchem Kulturkreis wir angehören, bestimmen, welche inneren Antreiber wir in uns tragen.

Die inneren Antreiber meinen es gut mit uns. Wie bereits beschrieben, motivieren sie und geben uns eine Lebensrichtung, von der sie glauben, dass es die Richtige wäre. Wir fühlen uns sicher und anerkannt mit ihnen. Ohne inneren Antreiber wären wir vermutlich teilnahmslos und würden gar nichts machen.

Manchmal sind unsere Antreiber sehr dominant und übernehmen die Führung in unserem Leben. So kann es passieren, dass sich eine Person nur liebenswert und anerkannt fühlt, wenn sie immer zu 100 Prozent nach ihrem inneren Leitsatz lebt.

Viele Menschen haben mehrere Antreiber in sich vereint. Das hat den Vorteil, dass die jeweilige Ausprägung geringer ist und so harmonischer wirkt.

Deinen inneren Antreiber zu kennen, ist wichtig für dich. Du lernst dich besser kennen und kannst für deine Ziele die geeigneten Schritte setzen, um Antreiber, die dich hindern, positiv zu belegen.

Im Folgenden werde ich jeden Antreiber einzeln beschreiben. Sei gespannt, wo du dich wiedererkennst.

Der Vollständigkeit halber möchte ich darauf hinweisen, dass es im Internet eine Reihe von Tests gibt, um genau herauszufiltern, welchen inneren Antreiber wir am meisten zugehörig sind.

Innerer Antreiber 1:

„Sei stark!“

Die Botschaft dahinter: „Beiß die Zähne zusammen.“, „Ein Indianer kennt keinen Schmerz.“, „Zeig keine Schwäche.“, „Behalte die Kontrolle.“.

Menschen, die diesen Antreiber vorrangig verinnerlicht haben, besitzen ein starkes Durchhaltevermögen. Sie sind der Meinung, dass man keine Schwäche zeigen darf.

Diese Persönlichkeiten bauen eine Mauer um sich, um Verletzlichkeiten zu vermeiden und um unangreifbar zu sein. Sie sind sehr beherrscht und zeigen öffentlich keine Gefühle. Sie glauben, alles alleine zu schaffen und vertrauen niemanden.

Findest du dich besonders in diesem Antreibertyp wieder, ist es wichtig, deine Einstellung mittels neuer Gedanken zu harmonisieren. Wähle aus folgenden Affirmationen oder finde eine für dich passende: „Gefühle zu zeigen ist erlaubt und ein Zeichen von Stärke.“, „Ich darf Hilfe annehmen, ohne mein Gesicht zu verlieren.“, „Ich bin offen und vertraue meinen Mitmenschen.“.

Innerer Antreiber 2:

„Sei perfekt!“

Die Botschaft dahinter: „Mach keinen Fehler.“, „Du musst der/die Beste sein.“, „Gut ist nicht gut genug.“, „Zuneigung erreichst du durch Leistung.“.

Menschen, die diesen Antreiber vorrangig verinnerlicht haben, sind sehr korrekt und genau. Sie bemühen sich um Perfektion, ohne auf Zeit und Kosten zu achten. Diese Charaktere sind der Meinung, nur geliebt und geachtet zu werden, wenn sie bis ins kleinste Detail fehlerlos arbeiten. Privat legen sie sehr starken Wert auf tadelloses Aussehen, um auch hier die vermeintliche Anerkennung der Mitmenschen zu spüren.

Findest du dich besonders in diesem Antreibertyp wieder, ist es wichtig, deine Einstellung mittels neuer Gedanken zu harmonisieren. Wähle aus folgenden Affirmationen oder finde eine für dich passende: „Ich erlaube mir, Fehler zu machen und daraus zu lernen.“, „Ich bin gut genug.“, „Auch 90 Prozent sind genug.“.

Innerer Antreiber 3:

„Streng dich an!“

Die Botschaft dahinter: „Ohne Fleiß kein Preis.“, „Nur durch harte Arbeit kommst du weiter im Leben.“, „Reiß dich zusammen.“.

Menschen, die diesen Antreiber vorrangig verinnerlicht haben, sind ausdauernd und pflichtbewusst. Sie sind der Meinung, dass Erfolge nur durch übermäßige Anstrengung erzielt werden können und stecken ihre ganze Energie in alle Bereiche. Oft suchen sie den schwierigsten Lösungsweg, weil leicht Erzieltes keinen Wert für sie hat.

Findest du dich besonders in diesem Antreibertyp wieder, ist es wichtig, deine Einstellung mittels neuer Gedanken zu harmonisieren. Wähle aus folgenden Affirmationen oder finde eine für dich passende: „Ich darf mich über Erreichtes freuen und auch einmal ausruhen.“, „Die Arbeit darf mir auch Spaß machen.“, „Ich erlaube mir, mir Zeit zu nehmen und auch Pausen zu machen.“.

Innerer Antreiber 4:

„Sei gefällig!“

Die Botschaft dahinter: „Sei nicht egoistisch.“, „Bloß kein Streit.“, „Sei immer freundlich zu allen.“.

Menschen, die diesen Antreiber vorrangig verinnerlicht haben, sind liebenswürdig und mitfühlend. Oft stellen sie ihre Bedürfnisse hinter die der anderen. Sie glauben, verantwortlich dafür zu sein, dass es ihren Mitmenschen gut geht. Diese Personen möchten beliebt sein und sagen deshalb nie „Nein“. Dabei vergessen sie sich oft selbst.

Findest du dich besonders in diesem Antreibertyp wieder, ist es wichtig, deine Einstellung mittels neuer Gedanken zu harmonisieren. Wähle aus folgenden Affirmationen oder finde eine für dich passende: „Ich erlaube mir auch Nein sagen zu dürfen.“, „Meine Bedürfnisse sind wichtig für mein Wohlbefinden.“, „Wer Ja sagt, kann auch Nein sagen.“.

Innerer Antreiber 5:

„Beeil dich!“

Die Botschaft dahinter: „Sei immer der erste.“, „Trödle nicht.“, „Mach schnell.“.

Menschen, die diesen Antreiber vorrangig verinnerlicht haben, nutzen die Zeit und sind zielstrebig. Sie kommunizieren zwischen Tür und Angel, sodass manches im Gespräch verloren geht. Oft sind sie gedanklich schon einen Schritt weiter und so nicht richtig anwesend. Immer in Eile und auch hektisch, versucht dieser Typus Mensch mehrere Aufgaben gleichzeitig zu erledigen. Zeit für sich selbst bleibt keine.

Findest du dich besonders in diesem Antreibertyp wieder, ist es wichtig, deine Einstellung mittels neuer Gedanken zu harmonisieren. Wähle aus folgenden Affirmationen oder finde eine für dich passende: „Ich entscheide, ob und wann ich mich beeile.", „In der Ruhe liegt die Kraft.", „Ich erlaube mir, mir die Zeit zu nehmen, die ich brauche.".

Wenn du glaubst, dass dein innerer Antreiber besonders dominant ist, solltest du die Affirmationen, die dir einen Weg zur Ruhe zeigen, in deine Gedanken aufnehmen. Ein besonders ausgeprägter innerer Antreiber erzeugt Stress und Stress erschwert es, Ziele nachhaltig zu erreichen.

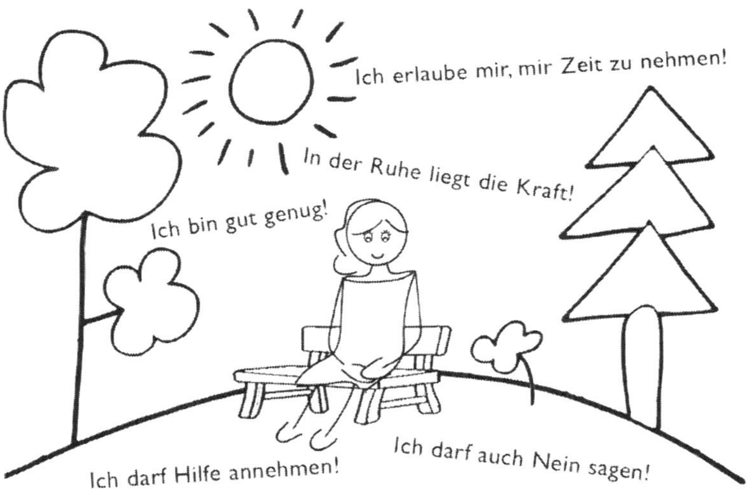
Ich erlaube mir, mir Zeit zu nehmen!
In der Ruhe liegt die Kraft!
Ich bin gut genug!
Ich darf Hilfe annehmen!
Ich darf auch Nein sagen!

EINSCHRÄNKENDE GLAUBENSSÄTZE

Im vierten Kapitel hast du bereits über Glaubenssätze gelesen. Erinnerst du dich? Du hast Affirmationen, positive Glaubenssätze, formuliert und ich habe auf einschränkende Glaubenssätze hingewiesen. In diesem Kapitel möchte ich genauer auf einschränkende Glaubenssätze eingehen, die wir alle, unterschiedlich ausgeprägt, in uns tragen.

Wie kommt es zu Glaubenssätzen?

Unsere Realität schaffen wir durch unsere Wahrnehmung. Wir nehmen Dinge und Ereignisse wahr, die durch unsere Glaubenssätze gefiltert werden. Glaubenssätze sind

Gedanken, die tief in unserem Inneren verankert sind und somit für uns wahr sind. Wir verallgemeinern, grenzen ein und mustern aus.

Dies geschieht ständig bei jeder Thematik, sei es über uns selbst oder über andere, die uns auch oft durch unser ganzes Leben begleiten und dementsprechend beeinflussen.

In vielen Fällen sind uns unsere Glaubenssätze gar nicht bewusst, da sie unbewusst durch unsere Erfahrungen im Unterbewusstsein abgespeichert wurden. Unbewusst suchen wir immer wieder die Bestätigung, dass unsere Glaubenssätze wahr sind, und diese Bestätigung bewirkt, dass sich unsere Glaubenssätze mehr und mehr in unserem Unterbewusstsein verankern und dort wirken.

Stell dir eine Person vor, die sich im Innersten denkt: „Ich bin immer ungeschickt in meinen Handlungen.“ Vielleicht war sie als Kind manchmal ungeschickt und wurde immer wieder darauf hingewiesen. Das konnte auch liebevoll gemeint sein. Nun ist diese Person erwachsen und beweist eigentlich meist, wie geschickt sie ist. Mit dem Glaubenssatz „ungeschickt zu sein“ sieht sie aber gar nicht ihre Fähigkeiten. Einmal passiert nun doch ein Missgeschick. Durch den Fokus auf „Ich bin ungeschickt“ wird das sofort wahrgenommen und bestätigt. „Ich weiß es ja ohnehin: Ich bin ungeschickt in meinen Handlungen“. Der Glaubenssatz vertieft sich mehr und mehr.

Mittels solcher Glaubenssätze treffen wir Entscheidungen, spüren unsere Gefühle und handeln danach.

Woher kommen Glaubenssätze?

Im obigen Beispiel habe ich es schon aufgezeigt: Als Kind lernen wir von Eltern, Großeltern, Lehrern, Erziehern und anderen Personen des täglichen Umgangs. Wir lernen deren Überzeugungen und Meinungen kennen und ohne sie zu hinterfragen werden sie in unser eigenes Leben übernommen.

Manche Glaubenssätze haben wir durch unsere eigenen Erfahrungen in der Kindheit gebildet. Wenn einem zum Beispiel als Kind niemand zuhörte, kann man sich einprägen, dass sich niemand für einen interessiert. Ein anderes Beispiel wäre, wenn man als Kind etwas pummelig war und Erwachsene oder auch Freunde oder Geschwister dies kommentierten. Dann prägt sich ein: „Ich bin unattraktiv.“. Auch nach Jahren, wenn diese Person sozusagen ihren Babyspeck abgelegt hat, bleibt im Innersten dieser Glaubenssatz zurück.

Glaubenssätze beeinflussen also unser Leben. Positive Glaubenssätze geben uns Energie, Selbstliebe und Selbstwert. Negative Glaubenssätze begrenzen uns und erschweren es uns, neue Schritte zu setzen und Ziele zu erreichen.

Hier findest du weitere Beispiele negativer Glaubenssätze: „Ich schaffe nie etwas.", „Ich bin einfach zu blöd.", „Keiner hört mir zu.", „Niemand mag mich.".

NEGATIVEN GLAUBENSSÄTZEN AUF DER SPUR

Jeder Mensch hat einschränkende Glaubenssätze in seinem Unterbewusstsein verankert. Meist ist man sich gar nicht bewusst, weil man schon so lange mit diesen Gedanken lebt. Mittels folgendem Fragenkatalog ist es möglich, negative Gedankenmuster bezüglich deines Zieles, aufzuspüren.

Beantworte bitte folgende Fragen einfach aus dem Bauch heraus. Denke nicht darüber nach, sondern schreibe das Erste auf, das dir als Antwort in den Sinn kommt, und wenn dir nicht gleich etwas dazu einfällt, dann wende dich einfach rasch der nächsten Frage zu:

Mein Ziel:

Ich freue mich, mein Ziel zu erreichen, weil …

Es ist falsch, dieses Ziel erreichen zu wollen, weil …

Ich kann mein Ziel nicht erreichen, weil …

Ich fühle mich blockiert am Weg zu meinem Ziel, weil …

Ich bin nicht in der Lage, mein Ziel zu erreichen, weil …

Ich werde dieses Ziel nie erreichen, weil …

Ich verdiene es nicht, dieses Ziel zu erreichen, weil ...

Ich finde es wichtig, mein Ziel zu erreichen, weil ...

Hast du aus deinem Bauch heraus Antworten gefunden? Die Antworten zu obigen Fragen ergeben oft erstaunliche Erkenntnisse!

Für das Aufspüren negativer Glaubenssätze sind die Fragen zwei bis sieben wichtig. Schau dir zu jeder Frage die Antwort genau an und frage dich:

Wieso habe ich gerade diese Antwort gegeben?

Woher oder wer hat mir diese Meinung mitgegeben?

Ist meine Antwort, meine Meinung, noch nützlich für mich?

Welcher Glaubenssatz steckt dahinter?

Passt dieser Glaubenssatz noch zu meinem Leben?

Wie formuliere ich diesen Glaubenssatz positiv?

Hast du negative Glaubenssätze erkannt und herausgefunden, warum du so denkst? Hast du vielleicht bemerkt, dass dieser Glaubenssatz gar nicht mehr zu dir passt? Hast du deinen negativen Glaubenssatz positiv umgewandelt? Bitte kontrolliere nochmals, ob er in der Gegenwart und ohne Verneinung geschrieben ist. Sprich deinen neuen positiven Glaubenssatz laut und spüre, wie er sich anfühlt. Energiereich? Aufbauend? Perfekt, dann gib ihm einen Platz auf deinem Visionboard.

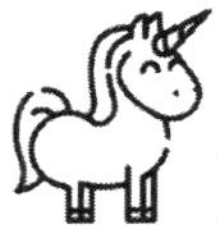

FANTASIEREISE

Dauer circa 10-11 Minuten.

Dies ist nun schon deine neunte Fantasiereise und mittlerweile bist du sicher schon Profi im Aufsprechen! Wenn du Lust hast, formuliere doch deine eigenen Fantasiereisen. Du kannst so ganz auf dich eingehen und dir alles in der Zukunft ausmalen, wie du es dir wünscht. Vielleicht musst du anfangs ein bisschen probieren, um die richtigen Pausen zu setzen, aber ganz schnell kannst du das sicher hervorragend!

Nun zu deiner vorletzten Fantasiereise. Lass es dir gut gehen!

Mach es dir bequem und schließe deine Augen …

lege deine Arme locker ab …

deine Beine und Füße sind entspannt …

du spürst, wie dein Körper den Boden berührt …

wie angenehm schwer und warm sich das anfühlt … …

du gehst tiefer und tiefer in die Entspannung …

dein Atem vertieft sich immer mehr und mehr …

kurz einatmen, laaaange ausatmen …

einatmen, bis tief in den Bauch hinein …

und ausatmen, aus dem Bauch heraus …

bei jedem Ausatmen lässt du deine Schultern schwerer werden … …

bei jedem Ausatmen spürst du die Entspannung deiner Schultern … …

bei jedem Ausatmen spürst du den Ballast, der von dir abfällt … …

bei jedem Ausatmen spürst du die neue Leichtigkeit in dir … … … …

deine Gesichtszüge entspannen sich …

ein Lächeln erscheint …

dein Lächeln strahlt in den ganzen Körper … …

fühle, wie dein Lächeln jede Zelle deines Körpers durchfließt … … … …

du fühlst dich wohl …

alles ist ganz friedlich und ruhig … …

nun wendest du dich deiner inneren Welt zu und hörst diese Stimme …

Erinnere dich, wie du deinen inneren Antreiber herausgefunden hast … …

welcher innere Antreiber ist es? … …

wirkt er angenehm in dir oder lebst du ihn voll aus? … …

vielleicht solltest du dich ein wenig zurücknehmen? … …

vielleicht hast du dich dadurch besser kennengelernt? … …

welche Schlüsse hast du für dich aus deinem neuen Wissen gezogen? … …

willst du etwas Neues umsetzen? … … … …

dann beginne in den kommenden 24 Stunden … … … …

und denke jetzt an die einschränkenden Glaubenssätze, über die du gelesen hast … …

hast du bei dir einschränkende Glaubenssätze gefunden? … …

hast du deinen negativen Glaubenssatz positiv umgewandelt? … …

wie lautet deine neue Affirmation, um deinen unerwünschten Glaubenssatz zu entkräftigen? … …

sag es laut in Gedanken … … …

hör dir genau dabei zu … … …

fühlst du die positive Energie? … …

spürst du die neue Leichtigkeit? … … … …

alles ist gut …

alles ist richtig … …

du fühlst dich wohl … … … …

spüre in deinen Körper … …

wie entspannt deine Gesichtszüge sind … …

alles in dir ist entspannt … …

du spürst dein neues Körpergefühl … …

schlank, fit, in innerer Balance … …

du spürst deinen Körper, wie er genau so ist, wie du ihn haben willst … … …

vielleicht hast du ein paar Kilos weniger … …

vielleicht ist dein Körper straffer … …

spüre es ganz intensiv … … …

spüre die Leichtigkeit in deinem Körper … …

und du sagst dir in Gedanken deine Affirmation … … …

die Worte, die dir Energie geben … …

der Satz, der dich aufbaut … …

höre deine Affirmation … … …

nimm wahr, wie sich das anfühlt … … …

alle Gliedmaßen sind ganz leicht … … …

diese Leichtigkeit ist ein Teil von dir … …

wie leicht du dich bewegst …

du spürst die Energie in dir … … …

fühle, wie schlank und straff dein Körper dank dieser Energie ist … … …

genieße dieses Wohlbefinden … …

freue dich ganz intensiv über dieses neue Gefühl … … …

über diese neue Erfahrung … … … …

und das macht dich dankbar … …

dankbar, dass es dir so gut geht … …

dankbar, dass du es geschafft hast … …

fühle diese Dankbarkeit in dir … … … …

es ist ein großartiges Gefühl … …

deine Freude darüber ist grenzenlos … … … …

und lass dich von diesem Gefühl hierher zurückbringen …

ganz sanft nimmst du diesen angenehmen Moment mit … …

fühle die Entspannung und die wohlige Wärme … …

und beginne langsam, dich zu bewegen …

du öffnest und schließt deine Hände …

bewegst deine Füße …

reckst und streckst deine Arme und Beine … …

atme tief durch … …

und komm mit einem tiefen Atemzug hierher zurück …

öffne deine Augen …

du bist hellwach und erfrischt …

WAS DU TÄGLICH FÜR DICH TUN KANNST:

• **Nimm dir täglich Zeit für dich!**

• **Schreibe jeden Tag** über deine Gefühle, Erfahrungen und Erfolge! Notiere, ob du deine neue Essgewohnheit umgesetzt hast und wann und wie du achtsam gegessen hast. Arbeite an deinem Visionboard. Denke immer wieder ganz intensiv an dein Ziel und fühle die Sehnsucht in dir, dein Ziel zu erreichen.

• **Denkst du an deine täglichen Entspannungsübungen?** Kurz einatmen, laaaange ausatmen. Beim Ausatmen die Schultern fallen lassen. Spüre, wie dein ganzer Ballast von dir abfällt und lächle in jede deiner Körperzellen.

• **Höre deine Fantasiereise täglich,** so lernt dein Unterbewusstsein Neues. Spüre immer wieder nach, wie dein persönlicher Anker sich verinnerlicht. Spüre die Freude über dein bereits erreichtes Ziel und bedanke dich mit vollem Herzen.

KAPITEL 10

64. Tag

GESETZ DER RESONANZ I INTUITION I MEIN VERSPRECHEN

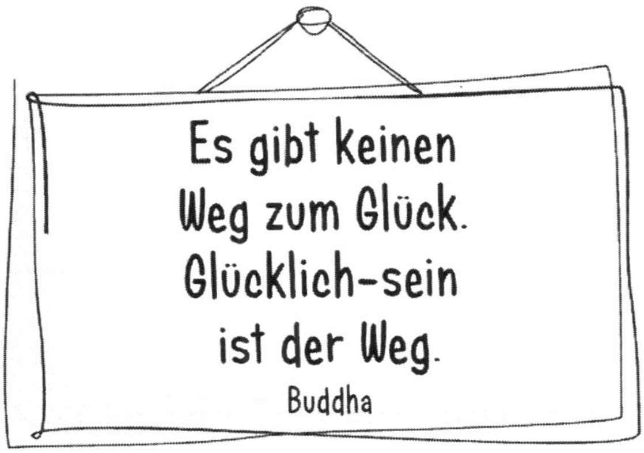
Es gibt keinen
Weg zum Glück.
Glücklich-sein
ist der Weg.
Buddha

Hallo!

Meine liebe Leserin, mein lieber Leser, du bist beim zehnten Kapitel angelangt! Wenn du das Buch Woche für Woche durchgearbeitet hast, bist du jetzt auch schon mehr als neun Wochen dabei! Ich gratuliere! Du weißt jetzt schon alles, was es zu bedenken gibt, wenn man sein Ziel erreichen will. Dieses Kapitel ist unser „Feierkapitel“. Wir feiern deinen Erfolg mit einer besonders angenehmen Fantasiereise zum Abschluss und nebenbei erfährst du noch, was ich dir unbedingt mit auf den Weg geben will!

In diesem Kapitel erkläre ich das Gesetz der Resonanz und wie du es für dich nutzen kannst. Wir machen uns Gedanken über Intuition und deren Vorteile und beenden das Kapitel mit einer sehr schönen Fantasiereise.

GESETZ DER RESONANZ

Hast du dich schon mit den geistigen Gesetzen beschäftigt? Geistige Gesetze werden oft auch Lebensgesetze, Schicksalsgesetze oder göttliche Gesetze genannt. Geistige Gesetze sind universelle Gesetzmäßigkeiten, die sich aus den Prinzipien der Schöpfung heraus ergeben und miteinander verbunden sind. Sie wirken immer, entweder bewusst oder unbewusst.

Man weiß nicht, wer sie entwickelt hat, findet sie aber in alten Kulturen und Religionen wieder. Autoren der amerikanischen Neugeist-Bewegung haben die geistigen Gesetze Ende des 19. Jahrhunderts zusammengetragen und aufgeschrieben. In den Naturwissenschaften wurden diese Gesetze belegt.

Die wichtigsten Gesetze:

- das Gesetz der Polarität
- das Gesetz der Resonanz
- das Gesetz des Anfangs
- das Gesetz der Harmonie und des Ausgleichs
- das Gesetz von Ursache und Wirkung

Wie schon geschrieben, sind alle Gesetze miteinander verbunden. Trotzdem möchte ich das Gesetz der Resonanz herausheben und besprechen.

Resonanz bedeutet in der Physik *„Mitschwingen eines Körpers mit einem anderen“*. Das zeigt uns schon, worum es geht. Das Resonanzgesetz wird auch Gesetz der Anziehung genannt. Manche Volksweisheiten erklären uns den Sinn dieses Gesetzes auf einfache Weise: „Gleich und gleich gesellt sich gerne.“, „Wie man in den Wald hineinruft, so kommt es wieder zurück.“, „Gleiches zieht Gleiches an.“.

In der Wissenschaft wurde in den 90er Jahren mehrfach durch Forschungen belegt, dass alles, wir Menschen, die Tiere und Pflanzen, ständig Informationen in Form von Photonen ausstrahlen. Photonen, vereinfacht erklärt, sind Lichtteilchen.

Die Quantenphysik gibt dazu viele Hinweise. Dazu gibt es viel interessanten Lesestoff. Ich möchte mich aber darauf beschränken, aufzuzeigen, wie das Gesetz der Anziehung auf uns Menschen wirkt und du es für dich nutzen kannst.

Passiert es dir auch? Du lernst jemanden neu kennen und der Funke springt sofort über? Oder ganz anders, du weißt nach den üblichen förmlichen Begrüßungen nicht, wie du die Konversation fortsetzen könntest. Vielleicht hast du auch eine Kollegin oder einen Kollegen, ein Familienmitglied, wo du schon vor einem Treffen weißt: Die- oder derjenige treibt dich in den Wahnsinn. Das alles hängt mit dem Gesetz der Anziehung zusammen. Ist ja eigentlich logisch.

Warum ist das Gesetz der Anziehung für dich so wichtig? Ganz einfach: Zum einen ist es wichtig, was du über dich denkst. Dies strahlst du aus und gibst es an deine Mitmenschen weiter. Zum anderen ist es notwendig zu beobachten, mit welchen Menschen du dich umgibst. Bist du Zweiflern nahe, so werden sie das an dich ausstrahlen.

Du hast deine inneren Antreiber entdeckt und deine einschränkenden Glaubenssätze erforscht. An beiden hast du gearbeitet. Stark verinnerlichte innere Antreiber hast du mittels Affirmationen harmonisiert und einschränkende Glaubenssätze positiv belegt. Dies zu üben, sodass du innerlich voll und ganz der Überzeugung bist: „Ich schaffe das!“, ist ausschlaggebend für deinen Erfolg und somit dafür, dein Ziel zu erreichen.

Ich möchte das wiederholen, weil es so wichtig ist:

Deine innere Überzeugung, dein Ziel zu erreichen, ist ausschlaggebend für deinen Erfolg.

Stell dir vor, wie kraftvoll deine positive innere Überzeugung wirkt. Diese Energie strahlst du mit jeder Zelle aus. Du wirst dadurch selbstbewusster und bist in deiner inneren Balance. Nichts kann dich mehr aufhalten!

Das stimmt. Eigentlich kann dich nichts mehr aufhalten, wäre da nicht deine Umwelt. Dies ist der zweite wichtige Aspekt, den es im Sinne des Resonanzgesetzes zu beachten gibt. Viele Menschen umgeben dich und beeinflussen dich ständig. Viele Menschen erlebst du tagtäglich. In der Familie, im Beruf und in der Freizeit. Du bist sie gewohnt und nimmst sie meist so, wie sie sind. Doch tun dir alle Menschen wirklich gut bezüglich deines Vorhabens, einige Kilos abzunehmen?

Stell dir vor, du erzählst deiner Freundin, dass du, dank deines neuen Wissens, in wenigen Wochen fünf Kilos weniger wiegst. Diese Freundin kennt dich schon lange, ist selbst eher negativ in ihren Meinungen und denkt sofort: „Das hat sie noch nie geschafft, also warum sollte es jetzt funktionieren?“. Sie meint es sicher nicht böse. Sie denkt das aufgrund ihrer Erfahrungen. Auf jeden Fall strahlt deine Freundin diese Zweifel aus und du fängst sie ein. Bemerkst du das Hindernis? Spürst du die Blockade? Überlege gut, wen du über deine Pläne ins Vertrauen ziehst und wo es besser ist, zu schweigen.

Schau in den Spiegel, fühle deine Überzeugung, spüre die Freude und sieh, wie du das ausstrahlst. Begib dich unter neue Menschen, die dasselbe ausstrahlen, die dich ermutigen und fördern. Vielleicht lernst du Personen kennen, die du früher aufgrund deiner Bewertungen niemals zu deinem Freundeskreis gezählt hättest. Jetzt weißt du, dass manche Bewertungen aus deinen Erfahrungen überholt sind. Du fühlst dich, dank positiver Glaubenssätze, diesen Menschen wohler gegenüber und merkst, wie du dich und deine Gedanken verändert hast. Bravo!

INTUITION

Das Wort Intuition kommt aus dem Lateinischen und bedeutet übersetzt „genau hinsehen". Ich finde das eine gelungene Übersetzung. Siehst du genau hin? Ist es nicht oft so, dass wir uns von unseren Gewohnheiten leiten lassen, anstatt uns zu fragen: „Was will ich?", „Wie fühlt sich das in meinem Inneren an?".

Einstein ist der bekannteste Befürworter der Intuition – er vertraute darauf. Er meinte, er habe seine Relativitätstheorie formuliert und danach zehn Jahre gebraucht, um sie logisch zu erklären.

Intuition können wir auch als innere Stimme, Bauchgefühl oder Eingebung bezeichnen. Wir können in uns gehen und dieses innere Gefühl befragen, es können aber auch unerwartete Gedankenblitze oder Ideen aus unserer Intuition hervorgehen. Diese Gedanken bilden sich oft ohne nachzudenken und lassen sich rational nicht erklären.

Der bekannte Mentaltrainer Kurt Tepperwein glaubt an die Intuition. Er sagt: *„Es ist Ihre Entscheidung, auf die Intuition zu hören, aber ich verspreche Ihnen Sie werden nach einiger Zeit feststellen, dass es besser gewesen wäre, darauf zu hören.".*

Intuition kannst du aufrufen. Du darfst nicht bewerten, nichts erwarten und nimmst geduldig im Hier und Jetzt wahr. Probiere es! Je öfter du es übst, desto schneller kannst du deine Intuition abrufen.

Persönlich finde ich es wichtig, die Intuition in Entscheidungen einfließen zu lassen. Das kann eine Art Zwiegespräch zwischen Bauchgefühl und Verstand sein – wie wir es unbewusst oft machen – man wägt die Beweggründe ab.

In diesem Buch ist mir Intuition vor allem wichtig, damit du verstehst, wie wir mittels unserer inneren Stimme unser Essverhalten richtig steuern. Mittlerweile hast du viele mentale Werkzeuge erlernt, um dein Essverhalten nachhaltig zu gestalten. Die Intuition hilft dir nun, die richtigen Antworten auf Fragen zur richtigen Essensauswahl zu geben.

„Was esse ich heute?“, „Welches Lebensmittel braucht mein Körper heute?“, „Habe ich genug gegessen?“. So gibst du deinem Körper die richtige Nahrung zur passenden Zeit und in der angemessenen Menge.

MEIN VERSPRECHEN

Du bist fast am Ende dieses Buches angelangt. Was hat dir das Lesen und Üben gebracht? Was nimmst du daraus mit? Was ist dir für dein künftiges Leben wichtig? Wie formulierst du dein Ziel, das du für dich herausgefunden hast? Überlege doch bitte, was du neu in deinem Leben umsetzt und auch weiterhin nicht mehr missen möchtest. Gib dir nun selbst dein Versprechen, dran zu bleiben und so dein Leben mit neuen Impulsen nachhaltig und dauerhaft positiv zu gestalten.

MEIN VERSPRECHEN AN MICH:

Heute ist ....

Ich verspreche mir:

....

....

Meine Unterschrift:....................................

Hebe dir dieses Versprechen auf, entweder deutlich sichtbar auf deinem Visionboard oder klein zusammen gelegt in deiner Geldbörse. Egal wo auch immer. So kannst du es immer wieder lesen und deine Gedanken darauf ausrichten.

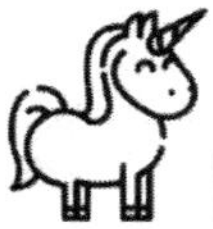

FANTASIEREISE

Dauer circa 12 Minuten.

Ich wünsche dir viel Freude mit der letzten Fantasiereise dieses Buches!

Mach es dir bequem und schließe deine Augen …
lege deine Arme locker ab …
deine Beine und Füße sind entspannt …
du spürst, wie dein Körper den Boden berührt …
wie angenehm schwer und warm sich das anfühlt … …
du gehst tiefer und tiefer in die Entspannung …
dein Atem vertieft sich immer mehr und mehr …
kurz einatmen, laaaange ausatmen …
einatmen, bis tief in den Bauch hinein …
und ausatmen, aus dem Bauch heraus …
bei jedem Ausatmen lässt du deine Schultern schwerer werden … …
bei jedem Ausatmen spürst du die Entspannung deiner Schultern … …
bei jedem Ausatmen spürst du den Ballast, der von dir abfällt … …
bei jedem Ausatmen spürst du die neue Leichtigkeit in dir … … … …
deine Gesichtszüge entspannen sich …
ein Lächeln erscheint …
dein Lächeln strahlt in den ganzen Körper … …
fühle, wie dein Lächeln jede Zelle deines Körpers durchfließt … … … …
du fühlst dich wohl …
alles ist ganz friedlich und ruhig … …
nun wendest du dich deiner inneren Welt zu und hörst diese Stimme …

Stell dir vor, du legst dich gerade schlafen … …
es ist eine sternenklare Nacht … …

du kuschelst dich unter deine Decke … …

du fühlst dich wohlig warm und entspannt … …

schließlich schläfst du tief und fest …

diese Nacht ist eine magische Nacht …

du merkst nicht, dass eine Fee in dein Zimmer schwebt … …

zart, wie eine Elfe, und mit einem Duft nach Honig und Vanille setzt sie sich an deinen Bettrand …

sie schwingt ihren Zauberstab und spricht: …

„alle deine Wünsche sollen in Erfüllung gehen." …

dann breitet sie ihre Flügel aus und fliegt hinaus ins allumfassende Universum … … …

in der Früh wachst du auf und siehst die Sonne in dein Zimmer scheinen … …

du spürst die angenehme Wärme der Strahlen auf deinen Körper … …

du spürst, dass sich etwas verändert hat … …

du stehst auf und gehst ins Badezimmer …

wie leicht du dich bewegst … …

schau in den Spiegel …

der Spiegel, der dich als Ganzes wiederspiegelt … …

du siehst dich so, wie du es dir immer gewünscht hast … …

sieh, wie du lächelst … …

schau dich an und fühle, wie gut dir das tut … …

wie angenehm sich das anfühlt … …

du bist so glücklich und beschließt diesen Tag zu feiern … …

was hast du vor? … …

vielleicht triffst du Freunde oder deine Familie … …

vielleicht machst du mit deinem Lieblingsmenschen einen Ausflug … …

vielleicht genießt du diesen Tag mit dir allein … …

was auch immer du vor hast, mach dich in Gedanken fertig und starte los … … …

wo verbringst du diesen besonderen Tag? … …

was siehst du um dich herum? …

bist du im Freien? …

oder bei Freunden? …

bei dir zu Hause? …

oder wo ganz anders … … … …

hörst du Stimmen oder Musik? …

oder hörst du vielleicht Vogelgezwitscher oder die Bienen summen? …

hör genau hin … … … …

kannst du etwas riechen? … …

den Duft von Blumen? …

oder vielleicht dein Lieblingsparfum? …

etwas Gutes zum Essen? …

oder etwas ganz anderes? … …

rieche ganz intensiv diesen angenehmen Duft … … … …

spüre, wie entspannt du bist …

wie entspannt deine Gesichtszüge sind … …

alles in dir ist entspannt … …

du spürst dein neues Körpergefühl … …

schlank, fit, in innerer Balance … …

du spürst deinen Körper, wie er genau so ist, wie du ihn haben willst … … …

fühle es ganz intensiv … … …

die Leichtigkeit in deinem Körper … …

und du sagst dir in Gedanken deine Affirmation … … …

die Worte, die dir Energie geben … …

der Satz, der dich aufbaut … …

höre deine Affirmation … … …

nimm wahr, wie sich das anfühlt … … …

alle Gliedmaßen sind ganz leicht … … …

so angenehm … … …

diese Leichtigkeit ist ein Teil von dir … …

wie leicht du dich bewegst …

wie fit du bist …

du spürst die Energie in dir … … …

fühle, wie schlank und straff dein Körper dank dieser Energie ist … … …

genieße dieses Wohlbefinden … …

freu dich ganz intensiv über dieses neue Gefühl … … …

über diese neue Erfahrung … … … …

und das macht dich dankbar … …

dankbar, dass es dir so gut geht … …

dankbar, dass du es geschafft hast … …

fühle diese Dankbarkeit in dir … … … …

es ist ein großartiges Gefühl … …

deine Freude darüber ist grenzenlos … … … …

und lass dich von diesem Gefühl hierher zurückbringen …

ganz sanft nimmst du diesen angenehmen Moment mit … …

fühle die Entspannung und die wohlige Wärme … …

und beginne langsam, dich zu bewegen …

du öffnest und schließt deine Hände …

bewegst deine Füße …

reckst und streckst deine Arme und Beine … …

atme tief durch … …

und komm mit einem tiefen Atemzug hierher zurück …

öffne deine Augen …

du bist hellwach und erfrischt …

ENDE

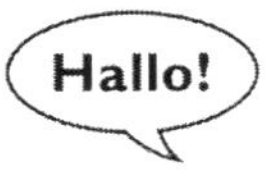

Wir sind nun ein Stück des Weges gemeinsam gegangen. Ich habe alles geschrieben, was ich dir mitteilen wollte. Ich hoffe, du konntest das eine oder andere für dich nutzen. Vielleicht auch sehr viel von dem mitnehmen, was ich dir ans Herz legen wollte. Ich freue mich und sage Danke!

Ich wünsche dir alles Gute, viel Freude und Erfolg für deine weiteren Schritte, Meilensteine und Ziele! Glaube an dich und alle deine Wünsche werden wahr.

Alles Liebe!
Claudia

P.S.: Schau doch auf www.wohldenken.at vorbei! Wir arbeiten ständig an der Webseite, um dir mehr mentale Werkzeuge zur Verfügung zu stellen. Bis bald!

1. TAG NACH BEENDIGUNG DES BUCHES

Weißt du eigentlich, wie positiv Tanzen auf dich und deinen Körper wirkt?

- Beim Tanzen wird dein Gehirn besser durchblutet – du bist wacher und leistungsfähiger.
- Tanzen verbessert die Verknüpfung der Gehirnzellen – so hältst du dein Gehirn jung.
- Beim Tanzen steigt die gute Laune und das beugt Depressionen vor.
- Tanzen stärkt dein Immunsystem.
- Beim Tanzen werden Endorphine freigesetzt. Du fühlst dich glücklicher und zufriedener.
- Tanzen macht deinen Körper straffer und ganz nebenbei verlierst du ein paar Kilos.

Tanzen kannst du in Discos, in Tanzbars, bei Festivals, in Tanzschulen und natürlich am besten bei dir zu Hause. Suche die deine Lieblingsmusik, nimm dir ein paar Minuten Zeit und TANZE!

Fühle, wie schön das Leben ist und **DU WEISST, DASS DU ALLES SCHAFFST!**

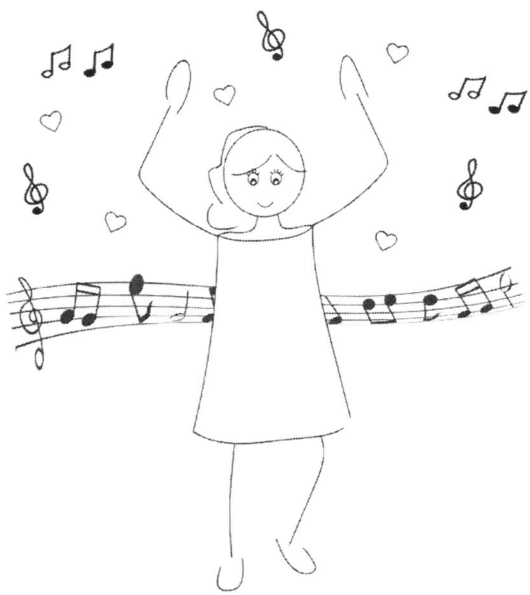

Printed in Poland
by Amazon Fulfillment
Poland Sp. z o.o., Wrocław

84633279R10069